INSULIN RESISTENZ-DIÄT 2025

100 Gesunde Rezepte Fortgeschrittene Ernährungsstrategien für optimale Ernährungspläne und Tipps zur Stabilisierung des Blutzuckerspiegels

KLARLOCK

HAFTUNGSAUSSCHLUSS

Ziel dieses Buches ist es, nützliches und informatives Material zu den in der Veröffentlichung behandelten Themen bereitzustellen. Der Verkauf erfolgt unter der Voraussetzung, dass der Autor und der Herausgeber keine persönlichen medizinischen, gesundheitlichen oder anderen professionellen Dienstleistungen im Zusammenhang mit dem Buch erbringen. Der Leser sollte seinen Arzt, Gesundheitsdienstleister oder eine andere kompetente Fachkraft konsultieren, bevor er Vorschläge aus diesem Buch übernimmt oder Schlussfolgerungen zieht. Der Autor und der Herausgeber lehnen ausdrücklich jegliche Verantwortung für jegliche Haftung, Verluste oder Risiken persönlicher oder sonstiger Art ab, die sich direkt oder indirekt aus der Nutzung und Anwendung der Inhalte dieses Buches ergeben.

NOTIZ

Alle Rezepte in diesem Buch sind für vier Personen konzipiert. Bei dieser Menge müssen die in den Rezepten angegebenen Zutaten berücksichtigt werden. Wenn Sie die Portion ändern müssen, empfiehlt es sich, die Dosierung der Zutaten proportional anzupassen. Es wird außerdem empfohlen, die Zubereitungs- und Kochanweisungen sorgfältig zu befolgen, um das beste Ergebnis zu erzielen. Wenn wir in diesem Buch von „einer Tasse" als Maßeinheit für Zutaten sprechen, meinen wir die Verwendung einer handelsüblichen Küchentasse mit einem Fassungsvermögen von etwa 240 Millilitern. Um die richtigen Mengen an Zutaten zu erhalten, ist es wichtig, einen Messbecher zu verwenden. Wenn Sie keinen Messbecher haben, können Sie einen Messbecher mit Skala verwenden und dabei darauf achten, dass die angegebenen Proportionen korrekt eingehalten werden. Hier sind einige Beispiele: 1 Tasse Mehl 100 gr. 1 Tasse Reis 200 gr. 1 Tasse Quinoa 200 gr

REZEPTE ERSTEN GÄNGE

REZEPTE ZWEITEN GÄNGE

EINLEITUNG INSULIN RESISTENZ

Unter Insulinresistenz versteht man eine Erkrankung, bei der die Körperzellen weniger empfindlich auf Insulin reagieren, ein Hormon, das von der Bauchspeicheldrüse produziert wird und den Blutzuckerspiegel reguliert. Wenn Zellen nicht ausreichend auf Insulin reagieren, versucht der Körper dies auszugleichen, indem er mehr Insulin produziert. Dies kann zu einem hohen Blutzuckerspiegel führen und im Laufe der Zeit zur Entwicklung von Typ-2-Diabetes und anderen Stoffwechselkomplikationen beitragen. Bedeutung der Ernährung bei der Bewältigung der Insulinresistenz Eine der wirksamsten Strategien zur Bewältigung der Insulinresistenz ist die Ernährung. Die Wahl geeigneter Lebensmittel kann die Insulinsensitivität verbessern, zur Aufrechterhaltung eines stabilen Blutzuckerspiegels beitragen und Komplikationen vorbeugen.

Insbesondere eine vegetarische Ernährung kann aufgrund ihres hohen Gehalts an Ballaststoffen, Antioxidantien und essentiellen Nährstoffen sehr vorteilhaft sein und den Verzehr gesättigter Fette reduzieren, die die Insulinresistenz verschlimmern können. Ziele des Buches: Ziel dieses Buches ist es, 1. die Leser über die Insulinresistenz, ihre Ursachen, Symptome und langfristigen Folgen aufzuklären. 2. Bieten Sie detaillierte Anleitungen dazu, wie eine ausgewogene vegetarische Ernährung zur Bewältigung und Verbesserung der Insulinresistenz beitragen kann. 3. Bieten Sie praktische Ratschläge, Rezepte und Ernährungspläne an, um die Einführung eines gesunden und nachhaltigen Lebensstils zu erleichtern. 4. Motivieren Sie die Leser, fundierte Lebensmittelentscheidungen zu treffen, um ihre allgemeine Gesundheit zu verbessern und chronischen Krankheiten im Zusammenhang mit Insulinresistenz vorzubeugen.

DIE INSULINRESISTENZ VERSTEHEN

Definition und Ursachen der Insulinresistenz Insulinresistenz ist eine Stoffwechselerkrankung, bei der die Körperzellen, hauptsächlich Muskeln, Leber und Fettgewebe, weniger empfindlich auf die Wirkung von Insulin reagieren. Insulin ist ein Hormon, das für den Stoffwechsel von Kohlenhydraten, Fetten und Proteinen unerlässlich ist. Die Ursachen der Insulinresistenz sind multifaktoriell und umfassen: 1. Genetik: Eine genetische Veranlagung kann eine wichtige Rolle bei der Entwicklung einer Insulinresistenz spielen. 2. Fettleibigkeit: Überschüssiges Körperfett, insbesondere viszerales, ist stark mit einer Insulinresistenz verbunden. 3. Sitzender Lebensstil: Mangelnde körperliche Aktivität verringert die Empfindlichkeit der Zellen gegenüber Insulin. 4. Schlechte Ernährung: Eine Ernährung, die reich an raffiniertem Zucker ist,

Gesättigte Fettsäuren und wenig Ballaststoffe tragen zur Entwicklung einer Insulinresistenz bei. 5. Stress: Chronischer Stress und seine hormonellen Auswirkungen können die Insulinsensitivität negativ beeinflussen. 6. Schlafstörungen: Unzureichender oder schlechter Schlaf ist mit einem erhöhten Risiko einer Insulinresistenz verbunden. Symptome und Diagnose Eine Insulinresistenz kann viele Jahre lang asymptomatisch sein. Einige Anzeichen und Symptome können jedoch auf das Vorliegen dieser Erkrankung hinweisen: 1. Erhöhter Hunger: Ständiges Hungergefühl trotz Nahrungsaufnahme. 2. Gewichtszunahme: Besonders im Bauchbereich. 3. Müdigkeit: Anhaltendes Gefühl der Müdigkeit. 4. Konzentrationsschwierigkeiten: Geistige Verwirrung oder Schwierigkeiten, die Aufmerksamkeit aufrechtzuerhalten. 5. Verdunkelung der Haut: Acanthosis nigricans, gekennzeichnet durch dunkle, verdickte Hautbereiche, oft am Hals oder unter den Achseln.

Um eine Insulinresistenz zu diagnostizieren, können Ärzte mehrere Tests verwenden: 1. Messung des Nüchternblutzuckers: Erhöhte Nüchternblutzuckerwerte können auf eine Insulinresistenz hinweisen. 2. Oraler Glukosetoleranztest (OGTT): Misst die Reaktion des Körpers auf eine Glukosebelastung. 3. Nüchterninsulinspiegel: Erhöhte Nüchterninsulinspiegel können auf eine Insulinresistenz hinweisen. 4. HOMA-IR-Index: Berechnet anhand der Nüchternblutzucker- und Insulinwerte, liefert er einen Hinweis auf die Insulinsensitivität.

ERNÄHRUNGSGRUNDSÄTZE BALANCE DER MAKRONÄHRSTOFFEN

Ein ausgewogener Ernährungsansatz ist für die Behandlung der Insulinresistenz unerlässlich. Hier erfahren Sie, wie Makronährstoffe – Kohlenhydrate, Proteine und Fette – ausgewogen sein müssen, um die Insulinsensitivität zu unterstützen und den Blutzuckerspiegel stabil zu halten. 1. Kohlenhydrate Kohlenhydrate sind die Hauptenergiequelle für den Körper, aber es ist wichtig, die richtigen auszuwählen, um glykämische Spitzen zu vermeiden. Komplexe Kohlenhydrate: Vollkorn: Hafer, Quinoa, Dinkel, brauner Reis. Hülsenfrüchte: Linsen, Kichererbsen, Bohnen. Gemüse: Besonders nicht stärkehaltiges Gemüse wie Spinat, Brokkoli, Blumenkohl. Einfache Kohlenhydrate: Grenzwert: Raffinierter Zucker, zuckerhaltige Getränke, Süßigkeiten und industrielle Backwaren. Obst: Bevorzugen

Sie ganze Früchte gegenüber Fruchtsäften der Ballaststoffgehalt. Glykämischer Index (GI): Bevorzugen Sie Lebensmittel mit niedrigem GI: Lebensmittel, die Glukose langsam ins Blut abgeben und so den Zuckerspiegel stabil halten. Beispiele für Lebensmittel mit niedrigem GI: Gerste, Linsen, Äpfel, Birnen. 2. Proteine Proteine sind für das Wachstum, die Gewebereparatur und den Erhalt der Muskelmasse unerlässlich. Quellen für mageres Protein: Weißes Fleisch: Huhn, Truthahn ohne Haut. Fisch: Besonders reich an Omega-3-Fettsäuren wie Lachs, Makrele, Sardinen. Eier: Vollständige Protein- und andere Nährstoffquelle. Hülsenfrüchte: Bohnen, Linsen, Erbsen. Fettarme Milchprodukte: Griechischer Joghurt, Ricotta, Magermilch. Pflanzliche Proteine: Tofu, Tempeh, Seitan, Nüsse und Samen. Empfohlene Mengen: Angemessene Portion: Je nach individuellem Bedarf und körperlicher Aktivität sollten etwa 20–30 % der täglichen Kalorien aus Proteinen stammen.

3. Fette Fette sind entscheidend für die hormonelle Gesundheit und die Aufnahme fettlöslicher Vitamine. Allerdings sind nicht alle Fette gleich. Gesunde Fette: Einfach ungesättigte Fette: Olivenöl, Avocado, Nüsse, Samen. Mehrfach ungesättigte Fette: Fischöl, Leinsamen, Chiasamen. Omega-3-Fettsäuren: Unverzichtbar für die Reduzierung von Entzündungen und die Verbesserung der Insulinsensitivität. Gesättigte und Transfette: Begrenzen Sie: Gesättigte Fette (in rotem Fleisch, Butter, Käse enthalten) und vermeiden Sie Transfette (in industriellen Backwaren und frittierten Lebensmitteln enthalten). Empfohlene Mengen: Angemessene Portion: Ungefähr 25/35 % der täglichen Kalorien sollten aus Fetten stammen, wobei ungesättigte Fette bevorzugt werden. 4. Ballaststoffe Ballaststoffe sind für eine gute Verdauung und einen stabilen Blutzuckerspiegel unerlässlich. Lösliche Ballaststoffe: Quellen: Hafer, Äpfel, Karotten, Zitrusfrüchte. – Vorteile: Sie

verlangsamen die Aufnahme von Glukose und verbessern die Insulinsensitivität. Unlösliche Ballaststoffe: Quellen: Getreide Vollkorn, Nüsse, grünes Blattgemüse. Vorteile: Verbessert die Darmgesundheit und beugt Verstopfung vor. Verzehrempfehlung: Menge: Ungefähr 25/30 Gramm pro Tag für Frauen und 30/38 Gramm pro Tag für Männer. Beispiel für eine Mahlzeitenplanung: Frühstück: Haferbrei mit frischem Obst und Nüssen. Mittagessen: Quinoa-Salat mit Kichererbsen, Avocado, Spinat und Tomaten. Gegrilltes Lachsfilet mit Brokkoli und braunem Reis. Abendessen: Mit Putenhackfleisch und Gemüse gefüllte Paprikaschoten. Tofu unter Rühren mit gemischtem Gemüse und braunem Reis anbraten. Snack: Karottenstifte mit Hummus. Apfel mit Mandelbutter. Die richtige Ausbalancierung der Makronährstoffe kann die Bewältigung der Insulinresistenz erheblich verbessern, zur Aufrechterhaltung eines stabilen Blutzuckerspiegels beitragen und eine optimale Gesundheit fördern.

VORTEILE DER INSULIN RESISTENZ-DIÄT

Die Einführung einer Diät speziell gegen Insulinresistenz kann zahlreiche gesundheitliche Vorteile mit sich bringen. Hier sind einige der wichtigsten Vorteile, die Menschen erzielen können: Verbesserte Insulinsensitivität 1. Reduzierte Resistenz: Eine ausgewogene Ernährung kann die Insulinresistenz reduzieren, indem sie den Transport von Glukose in die Zellen erleichtert und den Blutzuckerspiegel unter Kontrolle hält. 2. Stabilisierung des Glukosespiegels: Die Vermeidung glykämischer Spitzen trägt dazu bei, den Blutzuckerspiegel stabil zu halten und Symptomen wie Müdigkeit, Reizbarkeit und plötzlichem Hunger vorzubeugen. Gewichtsverlust und Gewichtskontrolle 1. Reduzierung des viszeralen Fetts: Eine ballaststoffreiche Ernährung mit wenig raffinierten Kohlenhydraten kann zur Reduzierung des viszeralen Fetts beitragen, das eng mit der Insulinresistenz zusammenhängt. 2. Erhöhtes Sättigungsgefühl: Ballaststoff- und proteinreiche Lebensmittel können das Sättigungsgefühl steigern, die Gesamtkalorienaufnahme reduzieren und den Gewichtsverlust erleichtern. Verbesserte Herz-Kreislauf-Gesundheit 1. Reduzieren Sie Cholesterin und Triglyceride: Lebensmittel mit niedrigem glykämischen Index und gesunde Fette können den LDL-Cholesterin- und Triglyceridspiegel (schlechtes Cholesterin) senken und so die Herzgesundheit verbessern. 2. Regulierung des Blutdrucks: Eine ausgewogene, nährstoffreiche Ernährung kann dazu beitragen, den Blutdruck im Normbereich zu halten. Prävention von Typ-2-Diabetes 1. Risikominderung: Die Behandlung einer Insulinresistenz mit einer geeigneten Ernährung kann das Risiko, an Typ-2-Diabetes zu erkranken, erheblich verringern. 2. Prädiabetes-Management: Bei Prädiabetikern kann eine gezielte Ernährung

die Erkrankung umkehren und ein
Fortschreiten verhindern Diabetes.
Verbesserte Energie und allgemeines
Wohlbefinden 1. Erhöhte Energie: Die
Vermeidung von Blutzuckerspitzen und die
Aufrechterhaltung eines stabilen
Blutzuckerspiegels führt zu einem stetigen
Anstieg des Energieniveaus. 2. Verbessertes
geistiges Wohlbefinden: Eine ausgewogene
Ernährung kann die Stimmung verbessern,
Stress reduzieren und die geistige Klarheit
steigern. Verbesserte Verdauungsfunktion 1.
Erhöhen Sie die Ballaststoffaufnahme: Eine
ballaststoffreiche Ernährung fördert die
Darmgesundheit, verbessert die Verdauung
und beugt Verstopfung vor. 2. Darmflora-
Gleichgewicht: Probiotische und
präbiotische Lebensmittel tragen zur
Aufrechterhaltung eines gesunden
Darmmikrobioms bei, was mit der
Unterstützung des Stoffwechsels und des
Immunsystems zusammenhängt. 1.
Essentielle Nährstoffe: Eine Ernährung, die
reich an Vitaminen, Mineralien und

Antioxidantien ist, kann das Immunsystem stärken und den Körper schützen von Krankheiten. 2. Entzündungen reduzieren: Entzündungshemmende Lebensmittel können chronische Entzündungen reduzieren, die einen Risikofaktor für viele chronische Krankheiten darstellen. Langlebigkeit und Lebensqualität 1. Erhöhte Langlebigkeit: Eine gesunde und ausgewogene Ernährung kann zu einem längeren und gesünderen Leben beitragen und das Risiko chronischer Krankheiten verringern. 2. Verbesserte Lebensqualität: Eine wirksame Behandlung der Insulinresistenz verbessert die Lebensqualität und ermöglicht es den Menschen, ein aktiveres und zufriedeneres Leben zu führen.

SCHLUSSFOLGERUNG UND ZUKUNFT DER DIÄT

Abschließende Überlegung Der Weg zur Bewältigung der Insulinresistenz durch Ernährung ist ein Weg des Bewusstseins, der Aufklärung und einer nachhaltigen Änderung des Lebensstils. Das Verständnis der Bedeutung des Ausgleichs von Makronährstoffen, die Auswahl von Lebensmitteln mit niedrigem glykämischen Index, die Integration körperlicher Aktivität und die Übernahme gesunder Gewohnheiten sind wichtige Schritte zur Verbesserung der Insulinsensitivität und zur Vermeidung langfristiger Komplikationen. Wichtigste Erkenntnisse aus dem Buch: Insulinresistenz verstehen: Definition, Ursachen, Symptome und gesundheitliche Auswirkungen. Ernährungsgrundsätze: Ausgewogenheit der Makronährstoffe, Bedeutung der Ballaststoffe, Auswahl von Lebensmitteln mit niedrigem glykämischen Index. Beispiele für Speisepläne: Praktische Ideen für

ausgewogene und nahrhafte Mahlzeiten.
Rolle der körperlichen Aktivität: Arten
empfohlener Übungen und ihre Vorteile.
Gesunder Lebensstil: Stressbewältigung,
Schlafqualität und andere gesunde
Gewohnheiten. Erfahrungsberichte:
Erfolgsgeschichten von Menschen, die ihre
Situation verbessert haben. Ein Blick in die
Zukunft: Ernährungsentwicklung bei
Insulinresistenz: Forschung und Innovation:
Die Ernährungswissenschaft entwickelt sich
ständig weiter. Neue Forschungsergebnisse
könnten weitere Informationen darüber
liefern, wie das Management der
Insulinresistenz verbessert werden kann.
Personalisierung: Personalisierte Diäten, die
auf genetischen Analysen und individuellen
Biomarkern basieren, könnten immer
zugänglicher und verbreiteter werden.
Technologie und Apps: Der Einsatz von
Apps zur Überwachung von Ernährung,
Glukosespiegel und körperlicher Aktivität
kann eine kontinuierliche und personalisierte
Unterstützung bieten.

REZEPTE FÜR VORSPEISEN

BRUSCHETTA MIT TOMATE UND BASILIKUM

Zubereitungszeit: 10 Minuten

Kochzeit: 15 Minuten

Dosierung für 2 Personen:

Zutaten:

4 Scheiben altbackenes Brot

2 reife Tomaten, in Würfel geschnitten

1/2 rote Zwiebel, fein gehackt

1 Knoblauchzehe, fein gehackt

2 Esslöffel natives Olivenöl extra

1 Esslöffel Balsamico-Essig

10 frische Basilikumblätter, gehackt

Salz nach Geschmack

Frisch gemahlener schwarzer Pfeffer nach Geschmack

Vorbereitung:

Den Backofen auf 180°C vorheizen. Die altbackenen Brotscheiben auf einem Backblech anrichten. In einer großen Schüssel die gewürfelten Tomaten, die fein gehackte rote Zwiebel, den fein gehackten Knoblauch, das native Olivenöl extra, den Balsamico-Essig, das gehackte frische Basilikum, eine Prise Salz und eine Prise schwarzen Pfeffer vermischen. Alles gut vermischen und die Tomatenmischung auf jede Brotscheibe streichen. Im Ofen etwa 15 Minuten backen oder bis die Bruschettas goldbraun und knusprig sind. Die Bruschetta aus dem Ofen nehmen und sofort servieren.

Nährwerte (pro Portion):

Kalorien: 250 kcal

Fett: 12 g

Protein: 6 g

Kohlenhydrate: 30 g

KICHERERBSEN-HUMMUS MIT KNACKIGEM GEMÜSE

Zubereitungszeit: 15 Minuten

Kochzeit: 1 Stunde

(bei Verwendung getrockneter Kichererbsen)

Dosierung für 2 Personen:

Zutaten:

200 g getrocknete Kichererbsen

(oder 400g Kichererbsen aus der Dose)

1 Knoblauchzehe, 1/2 Zitronensaft

2 Esslöffel Tahini

2 Esslöffel natives Olivenöl extra

1/4 Teelöffel Kreuzkümmelpulver

Salz nach Geschmack

Frisch gemahlener schwarzer Pfeffer nach Geschmack

Rohes Gemüse als Beilage

(z. B. Karotten, Sellerie, Paprika)

Vorbereitung:

Wenn Sie getrocknete Kichererbsen verwenden, spülen Sie diese ab und weichen Sie sie mindestens 8 Stunden lang in kaltem Wasser ein. Kochen Sie die Kichererbsen in kochendem Wasser etwa 1 Stunde lang oder bis sie weich sind. Die Kichererbsen abgießen und unter fließendem Wasser abspülen. In einer Küchenmaschine oder einem Mixer die gekochten Kichererbsen, Knoblauch, Zitronensaft, Tahini, natives Olivenöl extra, Kreuzkümmelpulver, eine Prise Salz und eine Prise schwarzen Pfeffer vermischen. Alles verrühren, bis eine glatte, cremige Masse entsteht. Bei Bedarf etwas Wasser hinzufügen, um den Hummus zu verdünnen. Den Hummus in eine Schüssel geben und mit dem in Stifte geschnittenen rohen Gemüse servieren. Nährwerte (pro Portion): Kalorien: 350 kcal Fett: 15 g Protein: 18 g Kohlenhydrate: 40 g

QUINOA-AVOCADO-SALAT

Zubereitungszeit: 15 Minuten

Kochzeit: 15 Minuten

Dosierung für 2 Personen:

Zutaten:

1 Tasse abgespültes Quinoa

2 Tassen Wasser

1 reife Avocado, in Würfel geschnitten

1/2 Tasse Kirschtomaten, halbiert

1/4 Tasse Gurke, gewürfelt

1/4 Tasse zerbröselter Feta

2 Esslöffel schwarze Oliven,

entkernt und in Scheiben geschnitten

2 Esslöffel natives Olivenöl extra

1 Esslöffel Zitronensaft

1/2 Teelöffel getrockneter Oregano

Salz nach Geschmack

Frisch gemahlener schwarzer Pfeffer nach Geschmack

Vorbereitung:

Spülen Sie den Quinoa unter fließendem Wasser ab, um das Saponin zu entfernen. In einem mittelgroßen Topf die abgespülte Quinoa und das Wasser vermischen. Zum Kochen bringen, dann die Hitze reduzieren, abdecken und 15 Minuten kochen lassen, oder bis die Quinoa die gesamte Flüssigkeit aufgesogen hat und die Sprossen sichtbar sind. Den Topf vom Herd nehmen und das Quinoa bei geschlossenem Deckel 5 Minuten ruhen lassen. Den Quinoa mit einer Gabel auflockern, um die Körner zu trennen. In einer großen Schüssel den gekochten Quinoa, die gewürfelte Avocado, die halbierten Kirschtomaten, die gewürfelte Gurke, den zerbröckelten Feta und die in Scheiben geschnittenen schwarzen Oliven vermischen.

Mit nativem Olivenöl extra, Zitronensaft, getrocknetem Oregano, Salz und frisch gemahlenem schwarzem Pfeffer würzen. Alles gut vermischen und sofort servieren. Nährwerte (pro Portion):

Kalorien: 450 kcal (ungefähr)

Fett: 20 g

Protein: 18 g

Kohlenhydrate: 50 g

CAPRESE MIT BÜFFELMOZZARELLA UND TOMATEN

Zubereitungszeit: 10 Minuten

Kochzeit: 0 Minuten

Dosierung für 2 Personen:

Zutaten:

250 g frischer Büffelmozzarella

500 g Kirschtomaten

Frischer Basilikum

Natives Olivenöl extra

Salz nach Geschmack

Frisch gemahlener schwarzer

Pfeffer nach Geschmack

Vorbereitung:

Die Kirschtomaten waschen und in Scheiben schneiden. Den Büffelmozzarella in Scheiben schneiden. Kirschtomaten und Büffelmozzarella schichtweise auf einem Servierteller anrichten. Mit frischen Basilikumblättern garnieren. Mit nativem Olivenöl extra, einer Prise Salz und einer Prise schwarzem Pfeffer würzen. Für einen intensiveren Geschmack können Sie perfekt reife Kirschtomaten der Saison verwenden. Sie können dem Salat auch andere Zutaten hinzufügen, beispielsweise Oliven, Kapern oder Oregano. Sofort servieren.

Nährwerte (pro Portion):

Kalorien: 400 kcal (ungefähr)

Fett: 25 g

Protein: 25 g

Kohlenhydrate: 30 g

GEBACKENE ZUCCHINI-KRAPFCHEN

Zubereitungszeit: 20 Minuten

Kochzeit: 20/25 Minuten

Dosierung für 2 Personen:

Zutaten:

2 mittelgroße Zucchini, gerieben

50 g 00-Mehl

2 Eier

50 g geriebener Parmesan

50 ml Milch

1 Knoblauchzehe, fein gehackt

1 Zweig frische Petersilie, gehackt

Salz nach Geschmack

Frisch gemahlener schwarzer Pfeffer nach Geschmack

Extra natives Olivenöl zum Einfetten

Vorbereitung:

Den Backofen auf 180°C vorheizen. In einer großen Schüssel geriebene Zucchini, Mehl, Eier, geriebenen Parmesan, Milch, gehackten Knoblauch, gehackte Petersilie, eine Prise Salz und eine Prise schwarzen Pfeffer vermischen. Alles gut vermischen, bis eine homogene Masse entsteht. Ein Backblech mit Backpapier auslegen und mit etwas nativem Olivenöl extra einfetten. Mit einem Löffel aus der Zucchinimasse kleine Pfannkuchen formen und auf das Backblech legen. Im Ofen etwa 20–25 Minuten backen oder bis die Pfannkuchen goldbraun und knusprig sind. Die Zucchini-Küchlein aus dem Ofen nehmen und heiß servieren.
Nährwerte (pro Portion):

Kalorien: 250 kcal (ungefähr)

Fett: 15 g

Protein: 10 g

Kohlenhydrate: 25 g

LACHS-AVOCADO-TARTAR

Zubereitungszeit: 15 Minuten

Kochzeit: 0 Minuten

Dosierung für 2 Personen:

Zutaten:

200 g frischer, gekühlter Lachs,

ohne Haut und Dornen

1 reife Avocado

1/2 rote Zwiebel, fein gehackt

1 Esslöffel Zitronensaft

1 Esslöffel natives Olivenöl extra

Salz nach Geschmack

Frisch gemahlener schwarzer Pfeffer nach
Geschmack

Kapern zum Garnieren (optional)

Vorbereitung:

Den frischen Lachs mit einem scharfen Messer fein hacken. In einer großen Schüssel den gehackten Lachs, die gewürfelte Avocado, die fein gehackte rote Zwiebel, den Zitronensaft, das native Olivenöl extra, eine Prise Salz und eine Prise schwarzen Pfeffer vermischen. Alles mit einem Löffel gut vermischen, bis eine homogene Masse entsteht. Servieren Sie das Lachs-Avocado-Tartar auf einem grünen Salatbett oder auf Croutons. Mit Kapern garnieren (optional).

Nährwerte (pro Portion):

Kalorien: 400 kcal (ungefähr)

Fett: 30 g

Protein: 25 g

Kohlenhydrate: 5 g

MELONEN-SCHINKEN-SPIESSE

Zubereitungszeit: 10 Minuten

Kochzeit: 0 Minuten

Dosierung für 4 Personen:

Zutaten:

500 g Melone

200 g Rohschinken

10 frische Minzblätter

Salz nach Geschmack

Frisch gemahlener schwarzer

Pfeffer nach Geschmack

Vorbereitung:

Schneiden Sie die Melone in etwa 2 cm große Würfel. Die Rohschinkenscheiben halbieren. Einen Melonenwürfel, eine zur Hälfte gefaltete Rohschinkenscheibe und ein Minzblatt auf einen Spieß stecken. Wiederholen Sie den Vorgang, bis die Spieße fertig sind. Mit einer Prise Salz und einer Prise schwarzem Pfeffer würzen. Die Melonen- und Rohschinkenspieße kalt servieren.

Nährwerte (pro Portion):

Kalorien: 200 kcal (ungefähr)

Fett: 10 g

Protein: 15 g

Kohlenhydrate: 20 g

POLENTA-CROSTINI MIT PILZEN

Zubereitungszeit: 20 Minuten

Kochzeit: 30 Minuten

Dosierung für 4 Personen:

Zutaten:

300 g Maismehl für Polenta

1 Liter Wasser

Salz nach Geschmack

300 g gemischte Pilze

1 Knoblauchzehe, fein gehackt

2 Esslöffel natives Olivenöl extra

Vorbereitung:

In einem großen Topf Salzwasser zum Kochen bringen. Das Maismehl dazugeben und mit einem Schneebesen verrühren, um Klumpen zu vermeiden. Die Polenta unter gelegentlichem Rühren etwa 30 Minuten kochen, bis die Masse dick und cremig ist. Gießen Sie die Polenta auf ein Holzbrett und verteilen Sie sie mit einem feuchten Löffel etwa 1 cm dick. Lassen Sie die Polenta vollständig abkühlen. Die Polenta in Quadrate schneiden und in einer beschichteten Pfanne leicht grillen. In einer Pfanne das native Olivenöl extra erhitzen und den gehackten Knoblauch eine Minute lang anbraten.

Fügen Sie die in Scheiben geschnittenen gemischten Pilze hinzu und kochen Sie sie etwa 10 Minuten lang oder bis sie weich sind. Salz und Pfeffer nach Geschmack. Die Pilze auf den Polenta-Croutons anrichten und servieren.

Beratung

Für einen intensiveren Geschmack können Sie Steinpilze oder andere Wildpilze verwenden. Sie können dem Pilzsalat auch andere Zutaten hinzufügen, beispielsweise Oliven, Kirschtomaten oder Paprika.

Nährwerte (pro Portion):

Kalorien: 350 kcal (ungefähr)

Fett: 15 g

Protein: 10 g

Kohlenhydrate: 45 g

ZUCCHINI-CARPACCIO MIT PARMESAN

Zubereitungszeit: 15 Minuten

Kochzeit: 0 Minuten

Dosierung für 2 Personen:

Zutaten:

2 mittelgroße Zucchini

100 g Parmesan

Frischer Basilikum

Natives Olivenöl extra

Salz nach Geschmack

Frisch gemahlener schwarzer

Pfeffer nach Geschmack

Vorbereitung:

Waschen Sie die Zucchini und trocknen Sie sie mit einem sauberen Tuch ab. Schneiden Sie die Zucchini mit einer Mandoline oder einem Hobel in dünne Scheiben, ähnlich einem Carpaccio. Die Zucchinischeiben auf einem Servierteller anrichten. Den Parmesan mit einem Kartoffelschäler in Flocken schneiden. Die Parmesanflocken auf den Zucchini verteilen. Mit frischen Basilikumblättern garnieren. Mit einem Schuss nativem Olivenöl extra, einer Prise Salz und einer Prise schwarzem Pfeffer würzen. Das Zucchini-Carpaccio mit Parmesan sofort servieren.

Nährwerte (pro Portion):

Kalorien: 150 kcal (ungefähr)

Fett: 10 g

Protein: 5 g

Kohlenhydrate: 10 g

AUBERGINENRÖLLCHEN MIT RICOTTA UND WALNÜSSEN

Zubereitungszeit: 30 Minuten

Kochzeit: 45 Minuten

Dosierung für 4 Personen:

Zutaten:

2 mittelgroße Auberginen

250 g Ricotta

50 g gehackte Walnüsse

50 g geriebener Parmesan

1 Ei

Frischer Basilikum

Natives Olivenöl extra

Salz nach Geschmack

Frisch gemahlener schwarzer Pfeffer nach Geschmack

Vorbereitung:

Die Auberginen waschen und der Länge nach in etwa 1 cm dicke Scheiben schneiden. Grillen Sie die Auberginenscheiben auf einem heißen Grill etwa 5 Minuten pro Seite oder bis sie weich sind. In einer großen Schüssel Ricotta, gehackte Walnüsse, geriebenen Parmigiano Reggiano, Ei, eine Prise Salz und gemahlenen schwarzen Pfeffer vermengen. Alles gut vermischen, bis eine homogene Masse entsteht. Verteilen Sie die Ricotta-Mischung auf jeder gegrillten Auberginenscheibe. Die Auberginenscheiben aufrollen, sodass Rollen entstehen. Die Auberginenröllchen auf einem Backblech anrichten. Mit einem Schuss nativem Olivenöl extra würzen und mit frischen Basilikumblättern garnieren.

Im vorgeheizten Backofen bei 180 °C etwa 20 Minuten backen, oder bis die Brötchen goldbraun sind. Die Auberginenröllchen mit Ricotta und Walnüssen aus dem Ofen nehmen und heiß oder warm servieren.

Beratung:

Für einen intensiveren Geschmack können Sie der Ricotta-Mischung auch etwas geriebenen Pecorino-Käse hinzufügen. Sie können die Brötchen vor dem Servieren auch mit gehackten Walnüssen dekorieren.

Nährwerte (pro Portion):

Kalorien: 350 kcal (ungefähr)

Fett: 20 g

Protein: 20 g

Kohlenhydrate: 30 g

REZEPTE

ERSTEN GÄNGE

GRÜNER APFEL-RISOTTO

Zeit 50 Min

Zutaten

4 Portionen

360 g Carnaroli-Reis

eine Schalotte

ein Bio-Granny-Smith-Apfel

Zitrone

Zucker

trockener Weißwein

Minzblätter

Gemüsebrühe

Natives Olivenöl extra

Salz, schwarzer Pfeffer

Vorbereitung

Für das Risotto-Rezept mit grünen Äpfeln
schälen Sie den Apfel, bewahren Sie die
Schale auf und teilen Sie ihn in 6 Segmente.
In einem Topf mit Wasser, das mit dem Saft
einer halben Zitrone angesäuert ist, 1520
Minuten kochen, dann gut abtropfen lassen
und den Apfel pürieren. Die Apfelschalen in
sehr dünne Streifen schneiden. 2 EL Wasser
mit 2 EL Zucker zum Kochen bringen;
ausschalten, abkühlen lassen, die
Apfelschalen eintauchen, gut vermischen
und ruhen lassen. Schalotte schälen und
hacken. In einer Pfanne mit etwas Öl
anbraten, dann einen Löffel Brühe
hinzufügen und unter Rühren 2 Minuten
köcheln lassen. Den Reis in einer fettfreien
Pfanne etwa 3 Minuten lang rösten und dann
ein halbes Glas sehr kalten Wein hinzufügen.

Wenn der Wein verdampft ist, den Reis
dünn mit der kochenden Brühe bedecken,
die Schalotte und einen Löffel Öl hinzufügen
und 15 Minuten weiterkochen, dabei von
Zeit zu Zeit eine Kelle Brühe hinzufügen.
Wenn der Reis gekocht und trocken ist, das
Apfelpüree hinzufügen und kräftig
verrühren, bis eine homogene Masse
entsteht. Mit Salz würzen und mit einem
Schuss rohem Öl würzen. Das Risotto auf
Teller verteilen und mit Apfelschalen in
Sirup, ein paar Minzblättern und einer
großzügigen Prise schwarzem Pfeffer
garnieren.

FRÜHLINGS-MINESTRONE

Zeit 40 Min

Zutaten

68 Portionen

350 g Zucchini

350 g neue Kartoffeln

250 g rote Kirschtomaten

150 g grüne Bohnen

150 g gelbe Karotten

100 g Zuckerschoten

100 g Sellerie

100 g Karotten

Marder, Thymian, Minze

Gemüsebrühe, Salz

Vorbereitung

Für das Frühlings-Minestrone-Rezept blanchieren Sie die Kirschtomaten eine Minute lang in kochendem Salzwasser, entfernen dann die Schale und schneiden sie in zwei Hälften. Das gesamte Gemüse putzen und in kleine Stücke schneiden. Kochen Sie die Kartoffeln 3 Minuten lang in der Gemüsebrühe und fügen Sie dann die Karotten hinzu. nach 2 Minuten den Sellerie hinzufügen und nach weiteren 2 Minuten die grünen Bohnen, Zuckerschoten und Zucchini hinzufügen; alles zusammen noch 10 Minuten kochen lassen; Zum Schluss mit den Kirschtomaten bestreuen und weitere 2 Minuten garen. Schalten Sie den Herd aus und fügen Sie Majoran, Thymian und Minzblätter in gleichen Mengen hinzu. Mit Salz würzen, mit einem Schuss rohem Öl würzen und servieren.

TOMATEN-PAPPA NACH TOSKANAISCHER ART

Zeit 1h 30min

Zutaten

4 Portionen

1 kg reifes Tomatenmark

200 g toskanisches Brot

3 Knoblauchzehen

Basilikum

Natives Olivenöl extra

Salz

Pfeffer

Vorbereitung

Für das Tomatensuppenrezept den gehackten Knoblauch und einen schönen Basilikumzweig in Öl anbraten, bis sie zu brutzeln beginnen. Das mit einer Gabel zerdrückte Tomatenmark dazugeben und mit Salz und Pfeffer würzen. Bei mäßiger Hitze etwa 20 Minuten kochen lassen. Die Brotscheiben dazugeben, alles mit heißem Wasser bedecken und einige Minuten ziehen lassen, dann den Herd ausschalten und abgedeckt eine Stunde ruhen lassen. Vor dem Servieren kräftig umrühren, um das Brot zu zerkleinern und ggf. die Gelatine erhitzen.

VEGETARISCHES RISOTTO

Zeit 40 Min

Zutaten

6 Portionen

360 Gramm Reis

180 g Zucchini

150 g Karotten

150 mg trockener Weißwein

60 g geriebener Parmesan

60 g Zwiebel, geschält

40 Gramm Butter

vor belgischer Endivie

1 L Brühe (auch Brühwürfel)

Olivenöl, Salz

Vorbereitung

Für das vegetarische Risotto-Rezept die Eskariole putzen, putzen und waschen. Abtropfen lassen und in Streifen schneiden. Zucchini und Karotten putzen; Schaben Sie letzteres ab und schneiden Sie dann beide Gemüsesorten in Würfel. Die Zwiebel hacken und in 2 EL Öl anbraten, dann das Gemüse dazugeben und leicht salzen. Wenn alles zusammengefallen ist, den Reis hinzufügen, die Hitze erhöhen und rösten. Dann den Wein dazugeben und, nachdem dieser verdampft ist, die Hitze reduzieren und das Risotto unter häufigem Rühren weiterkochen und nach und nach die heiße Brühe hinzufügen. Wenn der Reis leicht al dente und noch wellig ist, abstellen und Butter und Parmesan unterrühren. Abdecken und einige Minuten ruhen lassen, bevor das Risotto auf einem geeigneten Teller serviert wird.

BLUMENKOHL MIT ORANGE UND SCHWARZE RETTICHSAUCE

Zeit 1h

Zutaten

4 Leute

500 g grüner Blumenkohl

200 g schwarzer Rettich

1 mittelgroßer goldener Apfel

1 Orange

Zucker, Salz

Natives Olivenöl extra

Apfelessig

Vorbercitung

Für das Blumenkohl-Orangen-Rettich-Sauce-Rezept Radieschen und Apfel schälen und fein reiben. In einer Schüssel sammeln und mit 1 EL Apfelessig und 2 EL Öl, 1 TL Zucker und einem TL Salz würzen. Reinigen Sie den Blumenkohl, indem Sie die dickeren Blätter entfernen. In kochendem Salzwasser mit der Orangenschale, dem Saft und den restlichen Zitrusfrüchten kochen. Nach 15/20 Minuten abtropfen lassen und die Orange und ihre Schale beiseite stellen. Ein mit Backpapier ausgelegtes Backblech mit 5 EL Öl bestreichen, den Blumenkohl hineinlegen und mit Salz und 2 EL Öl würzen. Damit der Blumenkohl stehen bleibt, verwenden Sie die Scheiben und die Orangenschale. Bei 200 °C 15 Minuten auf der höchsten Schiene des Ofens garen; Fahren Sie mit dem Grillmodus für 5/7 Minuten fort, bis sich eine goldene Kruste bildet. Heiß mit der Soße servieren. Blumenkohl ist im Kühlschrank 3 Tage haltbar und schmeckt auch kalt gut, im Salat, vielleicht verstärkt mit Thunfisch in Öl und Oliven.

VEGETARISCHE LASAGNE

Zeit 1h 40min

Zutaten

Portionen für 6 Personen

Für die Gemüsesoße

600 g frische Nudeln für Lasagne

400 g Tomaten

300 g Linsen

300 Gramm Lauch

100 g Karotten

2 Schalotten

frische Chilischote, Thymian

trockener Weißwein

Rosmarin

Natives Olivenöl extra

Gemüsebrühe, Salz und Pfeffer

Vollständig

1 Liter Bechamel

Pecorino-Käse

Natives Olivenöl extra

Vorbereitung

Für die Gemüsesauce die Linsen 1 Stunde in kaltem Wasser einweichen. Karotten, Lauch und Schalotten schälen und hacken. Bereiten Sie einen aromatischen Bund mit Thymian, Rosmarin und 1/2 frischer Chilischote zu. Schneiden Sie die Tomaten kreuzweise ein und blanchieren Sie sie 1 Minute lang. Entfernen Sie die Haut und schneiden Sie sie in kleine Stücke.

Das gehackte Gemüse in einem Topf mit 4 EL Öl 34 Minuten anbraten; Die Linsen dazugeben, mit 1 Glas Wein vermischen, das Bouquet garni dazugeben, vermischen und weitere 34 Minuten kochen lassen; Die gehackten Tomaten hinzufügen, 5 Minuten kochen lassen, dann eine Kelle Brühe hinzufügen, salzen, pfeffern und weitere 16/18 Minuten kochen lassen. Zum Schluss die Lasagne mit dem „Ragù" und der Béchamelsauce zubereiten und mit einer Schicht Linsen, Pecorinostreifen und einem Schuss Öl abschließen. Im Umluftofen bei 190 °C 15 Minuten garen.

RISOTTO MIT ERBSEN

Zeit 25 Min

Zutaten

1 Portion

200 g Gemüsebrühe

60 g Carnaroli-Reis

30 g geschälte Erbsen

20 g rote Zwiebel

2 Teelöffel extra

natives Olivenöl

Petersilie

Vorbereitung

Um das Risotto mit Erbsen zuzubereiten, erhitzen Sie die Gemüsebrühe. Die Zwiebel fein hacken, im Öl anbraten, ohne dass sie braun wird, die geschälten Erbsen dazugeben, eine Minute würzen lassen und dann einen Löffel heiße Brühe hinzufügen. 5 Minuten kochen lassen, dann den Reis dazugeben und mit der restlichen kochenden Brühe weiterkochen. Das Risotto ist nach ca. 15/18 Minuten fertig und muss sehr weich sein. Sofort servieren und mit einer Prise gehackter Petersilie garnieren. Sie können auch gefrorene Erbsen verwenden: Geben Sie in diesem Fall den Reis und die Erbsen gleichzeitig zur Zwiebel.

PAKCHOI NACH OSTERN

Zeit 30 Min

Zutaten

4 Portionen

150 g Tamarisauce

30 g Zitronensaft

20 g Mirina

8 g Maisstärke

2 Pakchoi

Zitrone

Zucker

Rosmarin

Natives Olivenöl extra

Sesam

Vorbereitung

Für das orientalische Pakchoi-Rezept teilen Sie den Pakchoi der Länge nach in zwei Hälften, schneiden Sie den Boden ab und blanchieren Sie ihn 23 Minuten lang in kochendem Wasser. Halten Sie dabei die Blätter aus dem Wasser. Lassen Sie sie abtropfen, vermischen Sie sie gut mit dem Öl und grillen Sie sie 2 Minuten pro Seite. Die Tamarisauce mit 50 g Wasser, Zitronensaft und Mirin aufkochen. Die Speisestärke mit etwas Wasser verdünnen und zusammen mit einem Teelöffel Zucker und einer Prise fein abgeriebener Zitronenschale in die Soße geben. Unter Rühren 12 Minuten weiterkochen. 3 Esslöffel Sesamkörner in einer Pfanne rösten und zusammen mit den Rosmarinblättern auf dem Pakchoi verteilen. Die Soße separat servieren.

GEBACKENER KÜRBIS MIT KOHL UND HASELNÜSSEN

Zeit 1h

Zutaten

4 Leute

850 g Bio-Kürbis

300 g ganze Kohlblätter

50 g Haselnüsse

1 kleine goldene Zwiebel

Natives Olivenöl extra

Zucker

Rosmarin

Weißwein

Salz und Pfeffer

Vorbereitung

Für das Rezept für gebackenen Kürbis mit Kohl und Haselnüssen zerdrücken Sie einen Teil der Haselnüsse mit der flachen Messerklinge, um sie in zwei Hälften zu brechen, während der andere Teil ganz bleibt. Im Ofen bei 200 °C 5 Minuten rösten. Den Kürbis von den Kernen und dem inneren Kern befreien, aber die Schale belassen; Schneiden Sie es in etwa 5 mm dicke Scheiben. Die Zwiebel putzen, die Köpfe entfernen, sie aber mit einer Schicht Schale belassen; in Stücke schneiden. Den Kürbis auf ein mit Backpapier belegtes Backblech legen und mit 4 EL Öl beträufeln. Achten Sie darauf, dass sich die Scheiben nicht überlappen. Die Zwiebelstücke schälen und die Blätter hier und da in der Pfanne anordnen. Alles mit 4 EL würzen

Öl, 2 Prisen Salz und Rosmarinzweige
hinzufügen und bei 200°C 30 Minuten
backen. Die ganzen Kohlblätter 34 Minuten
in kochendem Salzwasser blanchieren, dabei
darauf achten, dass sie unter Wasser bleiben
(bei Bedarf mit einer Schöpfkelle bedienen).
Dann abgießen und in sehr kaltem Wasser
abkühlen lassen. Lassen Sie sie gut abtropfen
und legen Sie sie leicht überlappend auf ein
mit Backpapier ausgelegtes und leicht
gefettetes Backblech. Den Kohl mit 3 EL Öl
und 3 EL Weißwein beträufeln, eine Prise
Salz und eine Prise Zucker dazugeben und
im Backofen bei 200 °C etwa 10 Minuten
garen. Den Kürbis heiß auf dem Kohl
servieren, mit Haselnüssen bestreuen und
mit Pfeffer würzen. Die Schale ist sehr lecker
und kann gegessen werden (sofern der
Kürbis biologisch ist).

KALTER VEGETARISCHER TIMBALLO

Zeit 1h 50min

Zutaten

6 Leute

Zuchinis

130 g gelbe Zucchini

130 g grüne Zucchini

130 g Trompeten-Zucchini

130 g Zucchini nach römischer Art

Salz, natives Olivenöl extra

Die Pasta

1 kg Tomaten, 500 g Bucatini

250 g Stracciatelle

50 g entkernte schwarze Oliven

40 g entsalzte Kapern

½ Frühlingszwiebel, getrockneter Oregano

extra natives Olivenöl, Fenchel

Zucker, Basilikum, Salz und Pfeffer

Vorbereitung

Für die Zucchini alle Zucchini schälen und in 34 mm dicke Scheiben schneiden. Streuen Sie etwas Salz in eine große Pfanne, legen Sie eine Schicht Zucchinischeiben darauf und kochen Sie sie 23 Minuten lang, damit sie knusprig bleiben. Wiederholen, bis die Zucchini fertig sind (sie dürfen sich beim Garen nicht überlappen). In eine Auflaufform geben, mit 60/100 g Öl würzen und abkühlen lassen. Für die Nudeln die Kirschtomaten in 4 Segmente schneiden, entkernen und auf ein mit Backpapier ausgelegtes Backblech legen; Großzügig mit Öl, Salz, Zucker und getrocknetem Oregano würzen. Bei 160°C etwa 40 Minuten backen. Sammeln Sie Kapern, Oliven und reichlich grob gehackte Kräuter (Fenchel, Basilikum, Oregano)

In eine Schüssel geben und mit 30 g Öl würzen. Die Tomaten aus dem Ofen nehmen und mit 1/2 Frühlingszwiebel vermischen, mit Salz und Pfeffer würzen und mit den Kapern und Oliven in die Schüssel geben. Kochen Sie die Nudeln, lassen Sie sie al dente abtropfen, geben Sie sie zur Soße in die Schüssel und verrühren Sie alles sorgfältig. Eine Zucchiniform (ø 20 cm, H 10 cm) mit transparenter Folie auslegen und die gesamte Innenfläche der Form mit den Zucchinischeiben bedecken, sodass diese gut an der Folie haften. Die Hälfte der Nudeln in die Form geben, die Stracciatella dazugeben, mit den restlichen Nudeln bedecken, leicht andrücken und den Boden mit Frischhaltefolie verschließen; 45 Stunden in den Kühlschrank stellen. Aus dem Kühlschrank nehmen, die Folie vom Boden entfernen, auf einen Servierteller stürzen, die Folie entfernen und die Timbale kalt servieren, nach Belieben mit Kapern und aromatischen Kräutern dekorieren.

CAPPELLETTI DI ROMAGNA MIT MUSCHELN UND SPINAT

Zeit 1h 30min + 9h Pause

Zutaten

6 Leute

Für Cappelletti

300 g 00-Mehl

150 g frischer Ricotta

150 g Weichkäse

30 g geriebener Parmesan

3 Eier, Salz und Pfeffer

Muskatnuss, Petersilie

für die Soße

1 kg Muscheln

150 g Tomatenpüree

50 g neuer Spinat

2 Kupfertomaten

trockener Weißwein

Natives Olivenöl extra

Knoblauch, Salz, Pfeffer

Vorbereitung

Für die Cappelletti eine Mulde mit dem
Mehl auf einer Holzunterlage formen, die
Eier in die Mitte legen und mit einer Gabel
verrühren, dabei das Mehl mit der Hand
aufschöpfen, bis alles vermengt ist;
Anschließend mit den Händen bearbeiten,
bis ein glatter, weicher und homogener Teig
entsteht. Mit Frischhaltefolie abdecken und
30/60 Minuten bei Zimmertemperatur ruhen
lassen. Ricotta und anderen weichen
Frischkäse in einer Schüssel mit etwas fein
gehackter Petersilie vermischen,

Parmesan und etwas Muskatnuss. Passen Sie die Füllung mit Salz und Pfeffer an. Den Teig mit einem Nudelholz oder einer geeigneten Maschine dünn (12 mm) ausrollen, Scheiben (ø 67 cm) ausstechen, jeweils 1 Teelöffel Füllung in die Mitte jeder Scheibe geben und verschließen, indem man zuerst die überstehenden Ränder verschließt und dann Durch die Verbindung der Ecken entsteht die klassische Hutform. Die Muscheln 8 Stunden lang in leicht gesalzenem Wasser einweichen (im kühlsten Teil des Kühlschranks aufbewahren). Anschließend abspülen und reinigen. 3 Esslöffel Öl und 1 Knoblauchzehe in einer ziemlich großen Pfanne bei starker Hitze erhitzen. Wenn der Knoblauch leicht gefärbt ist, die Muscheln dazugeben, mit etwas (weniger als einem halben Glas) Weißwein vermischen und mit einem Deckel abdecken, damit sich die Muscheln öffnen; Sobald sie geöffnet sind, nehmen Sie sie mit der Soße aus der Pfanne und entfernen Sie den Knoblauch.

2 Esslöffel Öl in dieselbe Pfanne geben, 1 saubere Knoblauchzehe bei starker Hitze erhitzen, dann das Tomatenpüree hinzufügen und auf mittlere Hitze reduzieren; Wenn es kocht, fügen Sie das in Würfel geschnittene Tomatenmark hinzu. Nochmals die gesamte flüssige Muschelsauce hinzufügen und 5/10 Minuten bei starker Hitze kochen lassen. Die Muscheln schälen und zur Tomate in die Pfanne geben. Weitere 2 Minuten kochen lassen. Den Spinat mit einem Stabmixer mit 2 Esslöffeln Öl, einer Prise Salz und frisch gemahlenem Pfeffer pürieren. Beiseite legen. Die Cappelletti in kochendem Salzwasser kochen, bis sie an der Oberfläche schwimmen. Lassen Sie sie abtropfen und lassen Sie sie 2 Minuten lang in der Pfanne mit der Soße würzen. Heiß servieren, zusammen mit ein paar Tropfen Spinatpesto.

SPAGHETTI MIT SAFRAN, SEEIGEL, KNUSPRIGES QUINOA

Zeit 1h

Zutaten

4 Leute

360 Gramm Spaghetti

50 g gepuffter Quinoa

4 Seeigel

1 Knoblauchzehe

Safran

Sardellensauce, Zitrone

Fischsuppe, Sonnenblumenkernöl

Natives Olivenöl extra

Salz und Pfeffer

Vorbereitung

Für das Rezept für Spaghetti mit Safran, Seeigeln und knusprigem Quinoa rösten Sie 30 g Safranstempel in einem Topf mit einer Prise Salz und etwas Öl. 2 Liter Fischbrühe angießen, aufkochen und ca. 10 Minuten kochen lassen. Ausschalten, 15 Minuten ruhen lassen, dann filtern und abkühlen lassen. Den Knoblauch in einer großen Pfanne mit etwas Öl und Salz 2 Minuten anbraten. Den Knoblauch entfernen, die Safranbrühe hinzufügen und einkochen lassen. Die Spaghetti in kochendem Salzwasser kochen. Lassen Sie sie al dente abtropfen und geben Sie sie mit der Safransauce in die Pfanne. Die Nudeln mit Öl, Salz, Pfeffer und Tropfen Sardellensauce vermischen. Quinoa in Sonnenblumenöl anbraten. Servieren Sie die Spaghetti mit der gepufften Quinoa und den gereinigten Seeigeln. komplett mit geriebener Zitronenschale.

SPAGHETTI MIT STEINPILZEN UND PECORINO

Zeit 25 Min

Zutaten

4 Portionen

350 Gramm Spaghetti

100 g Pecorino

4 Steinpilzkappen

Natives Olivenöl extra

Salz

Pfeffer in Körnern

Vorbereitung

Für das Rezept „Spaghetti mit Pecorino" das Wasser in einem großen Topf erhitzen, wenn es kocht, salzen und die Spaghetti hinzufügen. In der Zwischenzeit den Hut der Steinpilze putzen und in Scheiben schneiden. In einer Pfanne etwas gemahlenen Pfeffer trocken rösten, einen Schuss Öl und die Steinpilze hinzufügen und 2 Minuten anbraten; Dann 1 Kelle Nudelkochwasser hinzufügen und eine weitere Minute kochen lassen. Den Pecorino in einer Schüssel auffangen und mit 1 Kelle Nudelwasser zu einer Soße verrühren. Lassen Sie die Spaghetti al dente direkt in die Pfanne mit den Pilzen abtropfen und fügen Sie zum Abschluss noch etwas Wasser hinzu. Vom Herd nehmen, die Pecorinosauce hinzufügen, gut vermischen und servieren.

VALPELLINESER SUPPE

Zeit 1h

Zutaten

Portionen für 4 Personen

600 Gramm Kohl

400 g Fleischbrühe

400 g Roggenbrot

300 g Fontina-Käse

150 Gramm Butter

100 Gramm Schmalz

1 Ei, Salz, Pfeffer

Vorbereitung

Für das Rezept Zuppa alla Valpellinese das Brot mit dem Fontina-Käse in der Küchenmaschine vermischen. Fügen Sie außerdem das Ei, Salz und Pfeffer hinzu und verrühren Sie alles, bis eine homogene Masse entsteht.

Formen Sie daraus Kugeln, so groß wie Oliven. Den Kohl putzen und in Streifen schneiden, dabei 2 ganze Blätter zur Dekoration beiseite legen. 100 g Butter zusammen mit dem Schmalz in einem Topf schmelzen. Sobald sie geschmolzen sind, die Kohlstreifen dazugeben und unter Rühren abschmecken; Mit dem Deckel verschließen und ca. 56 Minuten garen lassen. Dann die Brühe hinzufügen und weitere 20 Minuten kochen lassen. In der Zwischenzeit die Brot- und Käsebällchen in einer Pfanne mit 50 g Butter etwa 56 Minuten anbraten. Geben Sie sie zum Kohlauflauf und lassen Sie alles weitere 10/12 Minuten kochen. Die beiseitegelegten Kohlblätter in der Mikrowelle rösten: Auf dem Blech verteilen und in der Mikrowelle bei maximaler Leistung 78 Minuten lang jeweils 30 Sekunden lang garen, dabei die Blätter bei jedem Intervall wenden.

LASAGNE MIT HERBSTGEMÜSE

Zeit 1h 10min

Zutaten

6 Leute

1 Liter Bechamel

500 g Mehl

200 g gereinigter Kürbis

200 g gereinigter Sellerie

200 g Karotten

5 Eier

Geriebener Parmesankäse

Natives Olivenöl extra

Salz und Pfeffer

Vorbereitung

Für das Lasagne-Rezept mit Herbstgemüse Mehl und Eier im Planetenmixer vermischen. Den Teig abgedeckt 30 Minuten ruhen lassen. Den Kürbis und den Knollensellerie mit dem Gemüsehacker in Scheiben schneiden und die Karotten raspeln. Das Gemüse mit Öl, Salz und Pfeffer anbraten. Den Teig mit der Ausrollmaschine auf 1 mm ausrollen. Stellen Sie die Lasagne zusammen, indem Sie die Nudeln mit Bechamelsauce, Gemüse und Parmesan abwechseln. Bei 180°C etwa 20 Minuten backen. Heiß servieren.

TAGLIOLINI MIT KARTOFFELN SPECK UND KABELJAU

Dauer 1h 15 min +

2 Stunden marinieren

Zutaten

4 Leute

Für den Kabeljau

200 g entsalzter Kabeljau

Thymian, Majoran

Petersilie, Oregano

salzig, Estragon

Natives Olivenöl extra

Für Tagliolini

400 g Mehl

6 Eigelb

extra natives Olivenöl, Salz

Für Kartoffelcreme

400 g Gemüsebrühe, 300 g Kartoffeln

40 g natives Olivenöl extra

Zum Schluss 200 g Speck

Natives Olivenöl extra

Oregano (oder Petersilie)

Vorbereitung

Für den Kabeljau den Kabeljau von Haut und Gräten befreien und in Würfel schneiden. Sammeln Sie sie in einer Auflaufform, würzen Sie sie mit einem Schuss Öl und fügen Sie dann alle aromatischen Kräuterzweige hinzu. Mit Frischhaltefolie abdecken und 2 Stunden im Kühlschrank marinieren lassen. Für die Tagliolini Mehl mit Eigelb, 1 Esslöffel Öl, ca. 100 g Wasser und einer Prise Salz vermischen: Alles vermischen

Bis ein glatter und elastischer Teig entsteht, wickeln Sie ihn in Frischhaltefolie ein und lassen Sie ihn mindestens 30 Minuten im Kühlschrank ruhen. Für die Kartoffelcreme die Kartoffeln schälen, in Stücke schneiden und in der Brühe 15/20 Minuten kochen. Alles vermischen und langsam das Öl hinzufügen. Mit Salz. Zum Schluss die Nudeln mit einer Nudelmaschine in sehr dünne Blätter ausrollen und anschließend in Scheiben schneiden, um Tagliolini zu erhalten. Den Speck in Stücke schneiden und in einer Pfanne mit etwas Öl 2 Minuten anbraten, bis er knusprig wird. Die Tagliolini 1 Minute in kochendem Salzwasser kochen und mit einer Schöpfkelle direkt in die Pfanne mit dem Speck abtropfen lassen: Mit etwas mitgebrachtem Kochwasser kurz anbraten.

ADMIRALS SUPPE

Zeit 30 Min

Zutaten

4 Leute

1 Liter Gemüsebrühe

240 g gekochte Kichererbsen

230 g Schwertfisch

150 Gramm Reis

60 g Mandeln in ihrer Schale

50 g weißer Essig, 40 g Rosinen

20 g kandierte Zitronen

15 g Zucker, 4 Kekse

1 Päckchen Safran

eine halbe Zwiebel, Salz

Natives Olivenöl extra

Vorbereitung

Für das Rezept „Admiralsuppe" die Zwiebel hacken und in einem Topf mit etwas Öl 23 Minuten anbraten. Den Reis hinzufügen und 2 Minuten rösten, dann die Brühe und den Safran hinzufügen. Etwa 25 Minuten kochen lassen, in den letzten 5 Minuten die Kichererbsen hinzufügen. Essig und Zucker zum Kochen bringen und 20 Minuten kochen lassen, bis ein Sirup entsteht. Die kandierte Zitrone in Würfel schneiden und die Rosinen in Wasser einweichen. Den Schwertfisch in Stücke schneiden und in einer Pfanne mit Öl und Salz 12 Minuten anbraten. Mit Zitronensaft, Rosinen und Essigsirup würzen. Auf die Kekse legen und zusammen mit der Suppe und den gehackten Mandeln servieren.

RAVIOLI MIT CHICORY MIT KASTANIENCREME

Zeit 2h 30min

Zutaten

8 Portionen

Für die Nudeln 250 g Mehl

125 g Eigelb, Salz

Für die Füllung

250 g roter Radicchio

250 g Ricotta

40 g reifer Käse

1 Stück Schalotte, Salz und Pfeffer

Natives Olivenöl extra

Vollständig

200 g frische Kastanien

100 g geschnittener Speck, Salbei, Salz

Vorbereitung

Für die Ravioli, Für das Rezept für
Radicchio-Ravioli mit Kastaniencreme
schlagen Sie das Eigelb mit 20 g Wasser auf.
Legen Sie das Mehl auf die Arbeitsfläche
und formen Sie eine Fontäne. Gießen Sie das
geschlagene Eigelb und eine Prise Salz in die
Mitte. Beginnen Sie mit dem Kneten von
Eigelb und Mehl mit einer Gabel, kneten Sie
dann mit der Hand, formen Sie den Teig zu
einer Kugel, wickeln Sie ihn in
Frischhaltefolie ein und lassen Sie ihn 1
Stunde lang im Kühlschrank ruhen. Für die
Füllung den Radicchio schälen und in
Scheiben schneiden. In einer Pfanne mit
etwas Öl und der gehackten Schalotte unter
ständigem Rühren 3 Minuten anbraten,
dann mit Ricotta, dem grob gehackten Käse,
Salz und Pfeffer vermischen. Zum Abschluss
die Nudeln in langen, 12 mm dicken Blättern
ausrollen.

Die Hälfte der Walnüsse in die Füllung
füllen, mit weiteren Nudelblättern bedecken,
sodass sie gut an der Füllung haften;
Schneiden Sie etwa sechzig quadratische
Ravioli. Die Kastanien kochen und schälen;
100 g mit 80 g kochendem Wasser und etwas
Salz zu einer Creme verrühren. Den Speck in
einer großen beschichteten Pfanne mit ein
paar Salbeiblättern anbraten, bis er
knusprig ist. 30 g gekochte Kastanien in
derselben Pfanne wie den Speck würzen. Die
Ravioli in reichlich kochendem Salzwasser
kochen; Sobald sie an die Oberfläche
kommen, lassen Sie sie abtropfen und geben
Sie sie mit ein paar Löffeln Kochwasser in
die Pfanne zu den Kastanien. Lassen Sie sie
von der Hitze abschmecken. Mit der
Kastaniencreme, dem Speck und dem Salbei
auf Tellern anrichten und sofort servieren.

MIT SPINAT ÜBERGOSSENE SUPPE

Zeit 30 Min

Zutaten

6 Portionen

650 g Kartoffeln

300 g Mandelmilch

ungesüßt

250 g frischer Spinat

200 g scharfe Wurst

mit Pfeffer und Fenchel

80 g Frühlingszwiebeln

40 g Mandeln in ihrer Schale

extra natives Olivenöl, Salz

Vorbereitung

Für das Rezept für die Spinatsuppe die Frühlingszwiebeln hacken und in einem Topf mit 1 Esslöffel Öl anbraten; Die geschälten, in dünne Scheiben geschnittenen Kartoffeln, 300 g Wasser und die Mandelmilch hinzufügen; 15 Minuten kochen lassen. Den Spinat hinzufügen, salzen, weitere 5 Minuten kochen lassen und dann alles verrühren, bis eine cremige Masse entsteht. Die Wurst schälen und toasten. Die Mandeln in Scheiben schneiden und rösten. Die Sahne mit der Wurst und den Mandeln servieren. Nach Geschmack mit Babyspinatblättern, einem Schuss Öl und frisch gemahlenem schwarzem Pfeffer garnieren.

GNOCCHI MIT STÄRKE UND GEMÜSESOSSE

Zeit 1h 20 Min

Zutaten

Portionen für 4 Personen

1 kg rote Kartoffeln

200 g Kartoffelstärke

Muskatnuss

Salz

Gemüseragout

Vorbereitung

Für das Rezept „Gnocchi mit Stärke" waschen Sie die Kartoffeln und kochen sie nach Belieben, wie in den vorherigen Rezepten angegeben; Durch einen Kartoffelstampfer geben und mit der Stärke, einer Prise Salz und reichlich geriebener Muskatnuss vermischen. Formen Sie Brote mit einem Durchmesser von 2 cm und schneiden Sie sie in 23 cm große Stücke. Unter der Handfläche rollen und Kugeln formen. Kochen Sie diese Gnocchi zwei- bis dreimal in einem großen Topf mit kochendem Salzwasser. Lassen Sie sie abtropfen und würzen Sie sie nach Geschmack. Wir haben ein Gemüseragout zubereitet. Tipp: Diese, wie alle anderen Teige, können nach Belieben mit Safran, Kurkuma, Tintenfischtinte und Tomatenmark aromatisiert werden.

RISOTTO MIT KANDIERTER ZEDER, KAPERN UND SALBEI

Zeit 1h 15min

Zutaten

6 Portionen

480 g Vollkorn-Carnaroli-Reis

100 Gramm Zucker

80 Gramm Butter

60 g Parmesan, 1 Zitrone

Reismehl

entsalzte Kapern

Zitrone, Salbei

Weißweinessig

Vorbereitung

Für das Rezept für Risotto mit kandierten Zitronatzitronen, Kapern und Salbei blanchieren Sie die Zitronatzitronenschale kurz. Den Zucker mit 150 g Wasser und dem Saft einer halben Zitrone auf dem Herd auflösen; Die Zitrusschale zum Sirup geben und nach 1 Minute den Herd ausschalten. Alles abkühlen lassen, dann die Schale in Streifen schneiden. Den Reis in einem fettfreien Topf einige Minuten rösten; Befeuchten Sie es mit 1 Kelle kochendem Wasser und kochen Sie es 4045 Minuten lang, indem Sie nach und nach etwas kochendes Wasser hinzufügen. In der Zwischenzeit das Erdnussöl erhitzen; 30 Salbeiblätter mit Reismehl bestäuben und einige Sekunden anbraten. Lassen Sie sie abtropfen und legen Sie sie zum Trocknen auf Küchenpapier. Bei der Verwendung leicht salzen. Zum Schluss das Risotto mit Butter, Parmesan und 1 EL Essig vermischen und mit Salz abschmecken. Fügen Sie die abgeriebene Schale einer halben Zitrone und einen Schuss natives Olivenöl extra hinzu.

PENNE MIT KÜRBIS UND GORGONZOLA

Zeit 45 Min

Zutaten

6 Portionen

600 g Kürbismark

500 g Penne

200g Gorgonzola

60 g Kürbiskerne

1 Stück Schalotte

Natives Olivenöl extra

Salz

Vorbereitung

Für das Rezept Penne mit Kürbis und Gorgonzola das Kürbismark in grobe Würfel schneiden. Die Schalotte in feine Scheiben schneiden und in einer Pfanne mit etwas Öl anbraten; 500 g Kürbis und 300 g Wasser hinzufügen. Mit dem Deckel abdecken und 1012 Minuten bei schwacher Hitze garen. Alles mit 1 Esslöffel Öl verrühren und bei Bedarf Wasser hinzufügen, bis eine Creme entsteht. Die Kürbiskerne in einer heißen Pfanne rösten und beiseite stellen. Die restlichen Kürbiswürfel in der Pfanne mit etwas Öl anbraten; Salz. Die Nudeln al dente kochen, abtropfen lassen und mit der Kürbiscreme vermischen. Mit den Kürbiswürfeln, den Gorgonzolastücken und einer Handvoll Kürbiskernen servieren.

GNOCCHI MIT LAMMSAUCE INGWER UND ERDNÜSSEN

Zeit 1h 30min

Zutaten

4 Leute

500 g Kartoffeln

500 g Lammfleisch

300 Gramm Tomaten

200 g 00-Mehl

200g Erdnussbutter

200 g Zwiebel

100 g frischer Ingwer

30 g Tomatenpüree

1 Chilischote, Rosmarin, Salz

Vorbereitung

Für das Rezept für Gnocchi mit Lamm, Ingwer und Erdnusssauce die ganzen Kartoffeln kochen, schälen und mit einem Kartoffelstampfer zerstampfen; Das erhaltene Püree sofort mit dem Mehl vermischen und mit Salz abschmecken. Die Arbeitsfläche bemehlen und die Gnocchi formen, indem man mit dem Teig zunächst einen Faden von etwa 1 cm Durchmesser formt und ihn dann in etwa 1 cm große Stücke schneidet; Zum Schluss die Gnocchi auf den Zinken einer Gabel formen. Die Erdnussbutter mit 400 g Wasser vermischen und mit einem Stabmixer gut verrühren. Zum Kochen bringen und unter Rühren mit einem Schneebesen ca. 5 Minuten köcheln lassen, bis die Masse einzudicken beginnt. Mit einem Deckel abdecken, die Hitze reduzieren und weitere 25 Minuten kochen lassen, dabei gelegentlich umrühren.

Schneiden Sie die Tomaten in kleine Stücke; Den Ingwer und die Zwiebel schälen und ebenfalls in kleine Stücke schneiden. Alles mit der Chilischote, den Nadeln eines Rosmarinzweigs und 500 g Wasser vermischen. Schneiden Sie das Lammfleisch in Stücke und kochen Sie es in einem Topf mit 15 g Salz und der Tomaten-Zwiebel-Ingwer-Mischung etwa 35 Minuten lang bei mittlerer Hitze und halb abgedecktem Topf. Die Erdnusssauce und 200 g Wasser hinzufügen und weitere 30 Minuten kochen lassen, wobei die Pfanne teilweise abgedeckt sein sollte; Fügen Sie auch das Tomatenpüree hinzu, vermischen Sie es und kochen Sie es weitere 20/25 Minuten lang, immer mit teilweise abgedeckter Pfanne. Die Gnocchi in kochendem Salzwasser kochen, bis sie an der Oberfläche schwimmen. Mit einem Schaumlöffel abtropfen lassen, mit der Sauce würzen und sofort servieren.

LINGUINE ALLA PUTTANESCA

Zeit 35 Min

Zutaten

4 Portionen

400 g geschälte Tomaten

350 g Linguine

80 g grüne Oliven

40 g entsalzte Kapern

2 Sardellenfilets in Öl

Knoblauchsalz

Chili

Petersilie

Natives Olivenöl extra

Vorbereitung

Für das Rezept „Linguine alla puttanesca" 1 Knoblauchzehe, ein kleines Stück Chilischote und die Sardellen in reichlich Öl anbraten, bis sie schmelzen. Entfernen Sie den Knoblauch, fügen Sie die Tomaten hinzu und zerdrücken Sie sie mit einem Löffel. Die entkernten Oliven dazugeben und die Kapern in kleine Stücke schneiden. 10/15 Minuten kochen lassen. In der Zwischenzeit die Linguine in kochendem Salzwasser kochen. Lassen Sie sie al dente abtropfen und geben Sie sie mit der Soße in die Pfanne. Die Nudeln mit einer Handvoll gehackter Petersilie ergänzen und servieren.

BORLOTTI-SPINAT-EINTOPF MIT TALEGGIO

Zeit 1h 45 min

Zutaten

Portionen für 6 Personen

400 g rehydrierte Borlottibohnen

250 g Blattspinat

150 g Taleggio-Käse

100 Gramm Lauch

Selbstgemachtes Brot

Salbei, Thymian

Tomatenkonzentrat

frische Chilischote

Natives Olivenöl extra

Salz und Pfeffer

Vorbereitung

Für das Rezept für gedünstete Borlotti-Bohnen und Spinat mit Taleggio-Käse gießen Sie die Bohnen in einen Schnellkochtopf und geben Wasser hinzu, bis sie zwei Zentimeter bedeckt sind. Schließen Sie den Deckel und stellen Sie die Hitze auf Maximum; Wenn die Pfanne pfeift, auf den kleineren Brenner stellen und weitere 12 Minuten bei minimaler Flamme weitergaren. Kühlen Sie den Schnellkochtopf unter fließendem Wasser ab, öffnen Sie ihn, salzen und pfeffern Sie die Bohnen und lassen Sie sie 10 Minuten ruhen. Den Lauch schälen und in kleine Stücke schneiden. In einem Topf mit 1/2 geschnittener Chilischote, 60 g Öl, 1 Esslöffel Tomatenmark, 5 Salbeiblättern und einer Prise Salz 10 Minuten bei schwacher Hitze anbraten.

Zu den Bohnen geben und 50 Minuten köcheln lassen, dann ausschalten und ruhen lassen. Eine Pfanne mit etwas Öl erhitzen und die Spinatblätter nacheinander einige Minuten lang anbraten und mit Salz abschmecken. Schneiden Sie drei Scheiben selbstgebackenes Brot in Würfel und bräunen Sie sie in einer Pfanne mit etwas Öl, einer Prise Salz und einem Zweig Thymian an, bis sie goldbraun und knusprig sind. Den Taleggio in ½ cm dicke Scheiben schneiden; Die Kruste entfernen und in Scheiben brechen. Geben Sie die Bohnen in eine Auflaufform, legen Sie den sautierten Spinat, in Büscheln gesammelt, und den Taleggio-Käse in Stücken darauf. 3 Minuten bei 180°C garen. Aus dem Ofen nehmen, mit den knusprigen Brotwürfeln belegen und servieren.

CREME-RISOTTO MIT HASELNUSSPASTE

Zeit 25 Min

Zutaten

4 Leute

360 g Carnaroli-Reis

25 g Haselnusspaste

10 ganze geröstete Haselnüsse

1 weiße Zwiebel

Apfelessig

trockener Weißwein

Gemüsebrühe

Natives Olivenöl extra

Vorbereitung

Für das Rezept für Rahmrisotto mit Haselnusspaste die in Scheiben geschnittene Zwiebel in ein paar Esslöffeln Öl leicht anbraten, bis sie das gesamte Wasser verloren hat und glasig geworden ist. Den Reis dazugeben und kurz anrösten, 1 Glas Weißwein dazugeben und mit etwas heißer Gemüsebrühe weiterkochen. 2 Minuten vor der geplanten Zeit vom Herd nehmen. Rühren Sie das Risotto mit der Haselnusspaste um und fügen Sie ein paar Löffel Reisessig hinzu, um den Säuregehalt anzupassen. Auf Tellern anrichten, mit einem Schuss Öl abschließen und nach Belieben Kerbel und Sprossen hinzufügen.

HAUSGEMACHTE PASTA UND BOHNEN

Zeit 1h 30min

Zutaten

6 Portionen

1 kg frische Borlottibohnen

100 g 00-Mehl

100 g nochmals gemahlener Grieß

Hartweizengrieß plus etwas

30 g geschnittenes Schmalz, 2 Eier

1 Stange Sellerie

1 Stück kleine Karotte

1 Stück kleine Zwiebel

Knoblauch, Rosmarin, Lorbeer

Tomatenkonzentrat

Natives Olivenöl extra

Salz und Pfeffer

Vorbereitung

Schälen Sie zunächst die frischen Bohnen
und sammeln Sie sie in einer Schüssel.
Sellerie, Karotte und Zwiebel in kleine
Würfel schneiden. Das Gemüse in einem
Topf mit 4 EL Öl und 2 Lorbeerblättern 23
Minuten anbraten. Dann einen Löffel
Tomatenmark hinzufügen. 12 Minuten
kochen lassen, dann 2 Liter kaltes Wasser
und die Bohnen hinzufügen. Wenn es kocht,
einen Zweig Rosmarin hinzufügen, den
Deckel auflegen und etwa 30 Minuten
kochen lassen. Gegen Ende Salz und Pfeffer
hinzufügen. Grieß und Mehl mit den Eiern
verrühren, bis ein glatter Teig entsteht.
Abdecken und 1 Stunde im Kühlschrank
ruhen lassen. Den Teig auf einer bemehlten
Fläche zu einer dünnen Platte ausrollen und
mit einem Zahnrad in Quadrate schneiden.

Die Hälfte der gekochten Bohnen abgießen.
Lorbeerblätter und Rosmarin entfernen und
die Suppe cremig pürieren. Die ganzen
Bohnen zur Sahne geben und erneut
erhitzen. Wenn es kocht, die Nudeln
hinzufügen und 3 Minuten kochen lassen.
Eine halbe Knoblauchzehe, die Blätter von 2
Rosmarinzweigen und das Schmalz sehr fein
hacken. Die erhaltene Masse in einer heißen
Pfanne ohne weiteres Fett anbraten, bis das
Schmalz geschmolzen ist. Die gebräunte
Mischung zu den Nudeln und Bohnen geben
und gut vermischen. Schalten Sie den Herd
aus und lassen Sie es abkühlen, bevor Sie es
mit frisch gemahlenem Pfeffer servieren.

RISOTTO MIT ROSEN

Zeit 30 Min

Zutaten

Portionen für 2 Personen

160 g Arborio-Reis

50 g frische Sahne

50 g Butter

3 essbare Rosenknospen

Roséwein

Geriebener Parmesankäse

Rosenwasser

Salz und Pfeffer

Vorbereitung

Für das Rosenrisotto-Rezept schneiden Sie die Blütenblätter von zwei Rosenknospen ab und reinigen Sie sie, indem Sie den weißen Teil an der Basis entfernen, der etwas bitter ist. Die Hälfte in einem Topf mit einem Stück Butter weich machen. Fügen Sie den Reis hinzu und rösten Sie ihn 1 Minute lang. Fügen Sie dann ein halbes Glas Roséwein hinzu. Salzen und eine Kelle kochendes Wasser hinzufügen, dann den Reis 15/18 Minuten kochen lassen, dabei nach und nach kochendes Wasser hinzufügen. Am Ende des Garvorgangs die restlichen Blütenblätter hinzufügen. Das Risotto mit 1 EL geriebenem Parmesan, der Sahne und Butter sowie 1 EL Rosenwasser verrühren. Servieren Sie das Risotto, garnieren Sie es mit den Blütenblättern des dritten Sprosses und garnieren Sie es mit einer Prise Pfeffer.

TAGLIOLINI MIT SCAMPI MIT ZITRONE, FENCHEL UND MANDELN

Zeit 1h 15min

Zutaten

Portionen für 6 Personen

1 kg Scampi

400 g Hartweizengrieß

100 g 00-Mehl, 2 Eier

1 Zwiebel, 1 Karotte

1 Stange Sellerie

1 Zitrone, Butter

Fenchel, Mandeln

trockener Weißwein

extra natives Olivenöl, Salz

Vorbereitung

Die Scampi putzen: Die Köpfe abtrennen, die bitteren Augen entfernen und sie der Länge nach halbieren. Die Schwänze schälen und das Fruchtfleisch im Kühlschrank beiseite stellen. Grob gehackten Sellerie, Karotte und Zwiebel zubereiten. Die Köpfe und Schalen der Scampischwänze in einem Topf mit etwas Öl anbraten und mit einer Schöpfkelle zerdrücken. Das gehackte Gemüse dazugeben und mit 1/2 Glas Wein ablöschen. Dann 1/2 Liter Wasser hinzufügen und bei schwacher Hitze 18/20 Minuten kochen lassen. Durch ein Sieb filtern und die entstandene Brühe abkühlen lassen. Den Hartweizengrieß mit dem Mehl vermischen. Mit den ganzen Eiern und etwa 160 g Brühe verrühren. Verarbeiten Sie die Mischung, bis Sie eine homogene Mischung erhalten.

30 Minuten abgedeckt im Kühlschrank ruhen lassen. Den Teig in dünne Blätter ausrollen und ausschneiden, so dass Tagliolini entstehen. Für die Soße die Scampischwänze in einer Pfanne mit einem Stück Butter 2 Minuten anbraten. Wenn Sie sie gerade halten möchten, stecken Sie sie auf einen Zahnstocher, damit sie sich durch die Hitze beim Kochen nicht kräuseln. Aus der Pfanne nehmen und in der Zwischenzeit die Tagliolini in kochendem Salzwasser 2 Minuten kochen. Gießen Sie die Kochflüssigkeit mit 1 Kelle der restlichen Brühe in die Scampi-Pfanne. Die Tagliolini abtropfen lassen und 1 Minute in der Pfanne anbraten, dann mit den Scampischwänzen servieren. Mit geriebener Zitronenschale, Fenchel und Mandelblättchen abrunden.

NUDELN MIT TAMARINDENSAUCE (HYDERABADI SALAN)

Zeit 1h

Zutaten

4 Leute

500 g Eier-Tagliatelle

50 g geröstete Erdnüsse

40 g Tamarindenmark

2 Knoblauchzehen, 2 Tomaten

2 grüne Chilischoten

2 große Auberginen

1 Zwiebel, 1 Zitrone

frischer Ingwer, frischer Koriander

Kreuzkümmel, Sesam

schwarze Senfkörner

Erdnussöl, Kristallzucker

extra natives Olivenöl, Salz

Vorbereitung

Für das Rezept Nudeln mit Tamarindensauce (Hyderabadi Salan) die Tomaten blanchieren, die Schale entfernen, in kleine Stücke schneiden, auch die Kerne entfernen und sie dann hacken. Zwiebel und Paprika hacken. Das Tamarindenmark in 30 g Wasser verdünnen. Mischen Sie die Zwiebel mit den geschälten Knoblauchzehen, 35 g Erdnüssen, den gehackten Tomaten, ½ cm Ingwerwurzel, den gehackten Chilischoten, 2 Esslöffeln Sesam, ½ Teelöffel Kreuzkümmel, dem Zitronensaft, ½ Esslöffel Zucker und dem verdünnte Tamarinde, bis eine glatte Paste entsteht (wenn Sie keinen zu scharfen Geschmack wünschen, reduzieren Sie die Menge oder verzichten Sie ganz auf die Chilis). Erhitzen Sie 2 Esslöffel natives Olivenöl extra in einer Pfanne und fügen Sie ½ Teelöffel schwarze Senfkörner hinzu und röste sie, bis die Gewürze zu knistern beginnen; Geben Sie die gemischte Mischung hinzu und lassen Sie sie 1 Minute lang bei schwacher Hitze würzen. Geben Sie dann ein paar Schöpflöffel Wasser hinzu und kochen Sie das Ganze 15 Minuten lang weiter, wobei Sie gelegentlich umrühren und Salz hinzufügen. Die Auberginen in Würfel schneiden und in reichlich Erdnussöl 45 Minuten goldbraun braten. Lassen Sie sie auf Küchenpapier abtropfen. Kochen Sie die Tagliatelle in reichlich kochendem Salzwasser gemäß den auf der Packung angegebenen Zeiten. Lassen Sie sie abtropfen und geben Sie sie mit etwas Kochwasser in die Soße. Gut vermischen, 12 Minuten würzen lassen und dann die frittierten Auberginen dazugeben. Die restlichen Erdnüsse hacken und auf den Tagliatelle verteilen; Komplett mit etwas gehacktem Koriander und einem Schuss nativem Olivenöl extra.

ZITRUS-RISOTTO

Zeit 40 Min

Zutaten

Portionen für 4 Personen

250 Gramm Reis

2 Mandarinen

1 Grapefruit

1 Schalotte

Gemüsebrühe

Geriebener Parmesankäse

Natives Olivenöl extra

Butter, Salz

Vorbereitung

Für das Zitrusfrucht-Risotto-Rezept die Schalen der Zitrusfrüchte entfernen, in Filets schneiden und 2 Minuten in kochendem Wasser blanchieren; abgießen und trocknen lassen. Von 1 Mandarine die Segmente abschneiden und nach Wunsch von der Schale befreien. Die Schalotte hacken und in einer großen Pfanne mit einer dünnen Schicht Öl leicht anbraten. Geben Sie den Reis hinzu, rösten Sie ihn 1 Minute lang und vermischen Sie ihn dann mit dem Grapefruitsaft und 1 gemischten Mandarine. Etwa 15 Minuten kochen lassen, dabei nach und nach die Gemüsebrühe hinzufügen. Zum Schluss 60 g Butter und 80 g geriebenen Parmesan unterrühren. Sofort servieren und mit etwas Schale und Mandarinenstücken garnieren.

PENNE, BROKKOLI HASELNÜSSE UND PAPRIKA

Dauer 30 Min

Zutaten

Portionen für 4 Personen

320 g Penne Rigate

50 g geröstete geschälte Haselnüsse

1 Brokkoli

geräucherte Paprika

Extra natives Olivenöl, Verkauf

Vorbereitung

Für das Rezept mit Penne, Brokkoli, Haselnüssen und Paprika bereiten Sie den Brokkoli vor: Trennen Sie die Röschen vom Stiel. Sammeln Sie alle Teile des Stängels und der Zweige und schälen Sie sie teilweise, wobei Sie nur die faserigsten äußeren Faktoren entfernen. Die Röschen und den Rest kochen

schöne Blätter für 34 Minuten (sie werden
zur Vervollständigung der Gerichte
verwendet); Mit einem Schaumlöffel
abtropfen lassen (die Röschen sind leicht al
dente). Schneiden Sie die Stiele und größeren
Röschen in Stücke und kochen Sie sie im
gleichen Wasser, bis sie weich sind. Mit
einem Schaumlöffel abtropfen lassen und mit
30 g Haselnüssen und ein paar Löffeln Öl,
Salz und der Spitze eines Teelöffels
geräuchertem Paprika vermischen; Passen
Sie die Konsistenz an, sie muss cremig sein:
Bei Bedarf etwas Kochwasser hinzufügen.
Die Sahne in einer großen Pfanne erhitzen.
Den Brokkoli im Kochwasser abtropfen
lassen, die Penne kochen, al dente abtropfen
lassen und in der Brokkolicreme wenden.
Auf Tellern anrichten und mit den Röschen,
den kurz in kochendem Wasser blanchierten
Blättern, den restlichen grob gehackten
Haselnüssen und dem geräucherten Paprika
garnieren.

HAUSREIS (ARROZ CASERO) MIT TOMATEN UND CHILI

Zeit 35 Min

Zutaten

Portionen für 6 Personen

800 g reife Tomaten

400 g Carnaroli-Reis

6 Basilikumblätter

2 Stangen Sellerie

1 Zwiebel

1 Frühlingszwiebel

getrocknete Chilischote

Salz extra natives Olivenöl

Vorbereitung

Für das Rezept für hausgemachten Reis (Arroz Casero) mit Tomaten und Chilischoten bereiten Sie die Brühe zu, indem Sie 500/600 g Wasser mit der geschälten Zwiebel, Selleriestangen und einer Prise Salz zum Kochen bringen und 15/20 Minuten köcheln lassen lass sie schmecken. Mischen Sie die rohen Tomaten mit der Frühlingszwiebel und entfernen Sie dabei die Wurzel und den grünen Teil. Spülen Sie den Reis ab, um die Stärke zu entfernen, trocknen Sie ihn dann mit Küchenpapier ab und rösten Sie ihn in einer großen beschichteten Pfanne (ø 25/30 cm) mit 45 Esslöffeln Öl 23 Minuten lang bei starker Hitze. Die Tomaten-Frühlingszwiebelsauce, eine Prise Salz, eine Prise Chili (je nach Geschmack) und 23 Basilikumblätter zum Reis geben und bei schwacher Hitze 15 Minuten kochen lassen

Minuten, verteilen Sie den Reis mit der Rückseite des Löffels gut in der Pfanne und decken Sie ihn niemals ab; Sobald die Soße getrocknet ist, nach und nach etwas Brühe hinzufügen (eine Kelle) und weitere 8/10 Minuten kochen lassen: Sie muss leicht al dente bleiben, wie der Reis in der Paella. Bringen Sie den Reis auf den Tisch und garnieren Sie ihn mit weiteren Basilikumblättern und, wenn Sie möchten, noch mehr Chilischote. Die Zutat: Als Chili haben wir Chile de árbol verwendet, eine mittelscharfe mexikanische Sorte. Es kann durch andere Sorten ersetzt werden, solange es in Flockenform vorliegt, die schmackhafter ist, und nicht in Pulverform.

FILEJA TROPEA (KALABRISCH)

Zeit 1h

Zutaten

8 Personen

600 g 00-Mehl

400 g Hartweizenmehl

Frische Tomatensoße

Natives Olivenöl extra

Basilikum

Salz

Vorbereitung

Für das kalabrische Fileja di Tropea-Rezept mischen Sie die beiden Mehle und sieben Sie sie auf der Arbeitsfläche. Bilden Sie in der Mitte einen Krater und gießen Sie nach und nach 500 g zimmerwarmes Wasser hinein. Zuerst mit den Zinken einer Gabel kneten, dann mit den Händen. Kneten Sie den Teig etwa 20 Minuten lang kräftig mit den Handflächen, bis ein glatter und elastischer Teig entsteht. Nehmen Sie einige Stücke und formen Sie sie zu etwa 5 cm langen Schnüren. Dann schieben Sie sie entlang eines Metalldrahtes (fileja), bis Sie 8/10 cm große Makkaroni erhalten. Ordnen Sie die Fileja nach und nach auf einer bemehlten Oberfläche an. 60 Minuten in Salzwasser kochen. Mit Tomatensauce und Basilikumblättern würzen.

LINGUINE MIT FISCHSAUCE

Zeit 1h 30 min

Zutaten

Portionen für 6 Personen

480 g Linguine

500 g Tomatenpüree

250 g 1 kleiner Oktopus bereits gereinigt

150 g bereits gereinigter Tintenfisch

150 g geschälte Garnelenschwänze

150 g Knurrhahnfilets

100 g Weißfischbrei

3 Schalotten gehackt

1 gereinigter Tintenfisch, 120 g Sellerie

Karotte, Zwiebel, 100 g trockener Weißwein

1 Knoblauchzehe, 1 frische Chilischote

Natives Olivenöl extra

gehackte Petersilie

Fischsuppe

Vorbereitung

Für das Rezept für Linguine mit Fischsauce den Fisch, die Krustentiere und die Weichtiere in Stücke schneiden. Sellerie, Karotte und Zwiebel in einem Topf mit Öl und Knoblauch anbraten, dann den gesamten Fisch dazugeben, mit dem Wein ablöschen, verdampfen lassen, das Tomatenpüree, 1 Kelle Fischbrühe und die in der Richtung halbierte Chilischote dazugeben der Länge; Reduzieren Sie die Hitze und kochen Sie es etwa 40 Minuten lang. Zum Schluss Chili und Knoblauch entfernen. Kochen Sie die Linguine in kochendem Salzwasser, lassen Sie sie bissfest abtropfen und würzen Sie sie im Topf mit dem Ragù, fügen Sie 1 Kelle Kochwasser und die gehackte Petersilie hinzu.

STIFT, TINTENFISCH UND BOTTARGA

Zeit 50 Min. + 1 Stunde Marinierung

Zutaten

4 Leute

400 g gereinigter Tintenfisch

300 Gramm Tomaten

320 g halbe Penne

40 Gramm Fenchel

40 g Bottarga

1 scharfe grüne Chilischote

trockener Weißwein

Thymian, Petersilie

Natives Olivenöl extra

Salz und Pfeffer

Vorbereitung

Für das Rezept mit Penne, Tintenfisch und Bottarga die Kirschtomaten in kleine Stücke schneiden und mit 35/40 g Öl, frisch gemahlenem Pfeffer und gehacktem grünem Pfeffer würzen. 1 Stunde marinieren lassen. Die Tintenfische in eine Pfanne geben, mit kaltem Wasser bedecken und mit einem Schuss Weißwein, 23 Zweigen Thymian und einem Zweig Petersilie würzen. Zum Kochen bringen und 67 Minuten kochen lassen; Lassen Sie die Tintenfische in einer abgedeckten Pfanne im Wasser abkühlen und schneiden Sie sie dann in dünne Streifen. Einen Topf mit Wasser zum Kochen bringen, mit gehacktem Fenchel würzen und die Nudeln kochen, bissfest abgießen. Lassen Sie es abkühlen, indem Sie es mit dem Kochfenchel auf einem Tablett verteilen und alles mit einem Schuss Öl würzen. Die halbe Penne mit dem Fenchel in eine Salatschüssel geben; Die Tintenfischstreifen, die marinierte Tomate und die Bottarga-Flocken dazugeben und mit Salz würzen.

LINGUINE MIT ROHEN GARNELEN

Zeit 25 Min

Zutaten

4 Leute

350 g Garnelenschwänze

Linguine 320 g

2 frische Chilis

4 ganze Garnelen

Knoblauch

gehackte Pistazien

Natives Olivenöl extra

Salz

Vorbereitung

Für das Rezept für rohe Scampi-Linguine schälen Sie die Scampi-Schwänze, waschen Sie sie, öffnen Sie sie der Länge nach in zwei Hälften und legen Sie sie auf ein Blatt Frischhaltefolie. Decken Sie sie mit einem weiteren Blatt Frischhaltefolie ab und zerdrücken Sie sie mit einem Fleischklopfer, um eine Art Carpaccio zu erhalten. Die ganzen Garnelen schälen, die Köpfe entfernen und die Schwänze aufbewahren. Die Linguine in kochendem Salzwasser kochen. In einer Pfanne 4 Esslöffel Öl mit 1 gehackten Knoblauchzehe und den entkernten und in kleine Stücke geschnittenen Chilischoten erhitzen. 2 Minuten kochen lassen, dann 2 Esslöffel gehackte Pistazien hinzufügen. Die Nudeln abgießen und in diesem Öl anbraten. Mit dem Garnelen-Carpaccio servieren und mit den ganzen Schwänzen garnieren.

PIZZOCCHERI

Zeit 1h 30min

Zutaten

Portionen für 4 Personen

Die Pizzoccheri

400 g Buchweizenmehl

100 g 00-Mehl

Salz

das Gewürz

250 Gramm Kartoffeln

200 g Kohlblätter

120 Gramm Butter

180 g Asiago-Käse

100 g Grana Padano

2 Knoblauchzehen, Salz

Vorbereitung

Für die Pizzoccheri das Buchweizenmehl und das 00-Mehl mit etwa 250 g Wasser und einer Prise Salz vermischen, bis ein fester und glatter Teig entsteht. 30 Minuten abgedeckt ruhen lassen. Anschließend zu einer 23 mm dicken Platte ausrollen und die Pizzoccheri ausschneiden: etwa 5 mm breite und 78 cm lange Streifen. Für das Dressing den Asiago in dünne Scheiben schneiden. Die Kartoffeln schälen und in Stücke schneiden. Den Kohl putzen, die Mittelrippe entfernen und die Blätter in kleine Stücke schneiden. Die Kartoffeln in Stücken in einem großen Topf mit kochendem Salzwasser etwa 5 Minuten kochen, den in Streifen geschnittenen Kohl und die Pizzoccheri hinzufügen und etwa zehn Minuten kochen lassen.

In der Zwischenzeit die Butter mit den
Knoblauchzehen in einem kleinen Topf
erhitzen, bis sie Farbe annimmt. Pizzoccheri,
Kohl und Kartoffeln mit einem Schaumlöffel
abtropfen lassen und die erste Schicht in eine
Auflaufform legen; Mit den Käsescheiben
und geriebenem Parmesan bestreuen, dann
die anderen Pizzoccheri abtropfen lassen
und in Schichten weitermachen, bis die
Zutaten aufgebraucht sind. Die goldene
Butter über die Pizzoccheri gießen und
sofort servieren.

SIZILIANISCHE CANNELLONI

Zeit 1h

Zutaten

Portionen für 4 Personen

800 g Rindereintopf

500 g Nudelblätter

mit Ei für frische Lasagne

200 g geriebener Parmesan

2 Eier

Natives Olivenöl extra

Salz

Pfeffer

Vorbereitung

Für das sizilianische Cannoli-Rezept schneiden Sie die Nudeln in etwa 8 x 12 cm große Rechtecke. Tauchen Sie sie kurz in kochendes Salzwasser, lassen Sie sie abtropfen und verteilen Sie sie, ohne sie zu überlappen, auf einigen Geschirrtüchern. lass sie abkühlen. Den Eintopf mit einem Messer eher fein hacken, mit 100 g geriebenem Parmesan würzen, vermischen und mit Salz und Pfeffer würzen. Verteilen Sie das Fleisch auf den Nudelrechtecken und wickeln Sie es von der kurzen Seite her ein, um die Cannelloni zu erhalten. Legen Sie sie in eine mit Öl gefettete Auflaufform, bestreuen Sie sie mit dem restlichen geriebenen Parmesan und backen Sie sie 15/20 Minuten lang bei 180 °C im Ofen. Aus dem Ofen nehmen und mit den geschlagenen Eiern bestreuen, erneut 78 Minuten unter dem Grill backen, aus dem Ofen nehmen und servieren.

MUSCHELN APRIKOSE UND PAPRIKA AUF KICHERERBSENCREME

Zeit 40 Min

Zutaten

4 Leute

350 g Muschelnudeln

220 g abgetropfte gekochte Kichererbsen

120 g abgetropfte, gekochte schwarze Kichererbsen

6 Aprikosen

Scharfer Paprika

Basilikum, Zitrone

Natives Olivenöl extra

Salz, Pfeffer, Eis

Vorbereitung

Für das Schalenrezept Aprikosen und Paprika zur Kichererbsencreme geben und die Schalen in kochendem Salzwasser kochen. Lassen Sie sie abtropfen, würzen Sie sie mit etwas Öl und lassen Sie sie abkühlen, indem Sie sie auf einem Tablett verteilen. Die Kichererbsen mit 80 g ihrer Konservierungsflüssigkeit und 50 g Wasser, dem Saft einer halben Zitrone, Salz, Pfeffer und 2 Esslöffeln Öl zu einer Creme verrühren. Die schwarzen Kichererbsen in einer Pfanne mit 2 EL Öl und einer Prise Paprikapulver anbraten. Einen Zweig Basilikumblätter mit 1 Eiswürfel und 40 g Öl vermischen. Die Nudeln in einer Schüssel auffangen und mit den schwarzen Kichererbsen und ihrem Öl würzen, die gehackten Aprikosen hinzufügen und alles auf die Kichererbsencreme geben. Mit etwas Paprika abschließen.

GEBACKENE ZITI

Zeit 1h 15min

Zutaten

Portionen für 6 Personen

500 g Ziti

500 g Tomatenpüree

400 g gehacktes Rinderbrei

250 g geriebener Scamorza

2 hartgekochte Eier

1 Zwiebel

Geriebener Parmesankäse

Natives Olivenöl extra

Salz und Pfeffer

Vorbereitung

Für das gebackene Ziti-Rezept die Zwiebel hacken, in einer Pfanne mit einer dünnen Schicht Öl anbraten, mit 200 g Rindermark würzen, dann das Tomatenpüree und Salz hinzufügen. Die Soße 35 Minuten kochen lassen. Das restliche Fruchtfleisch mit 30 g Parmesan, 2 EL Öl, Salz und Pfeffer vermischen. Formen Sie Kugeln in der Größe einer Olive. Die Fleischbällchen in der Pfanne mit einer dünnen Schicht Öl anbraten, sodass sie gleichmäßig bräunen, dann 5 Minuten in der Soße garen, dabei etwas beiseite stellen. Kochen Sie die Ziti al dente; Lassen Sie sie abtropfen, werfen Sie sie in die Soße und geben Sie sie in eine Auflaufform. Mit der Scamorza und den hartgekochten Eischeiben vermischen; Die beiseitegelegten Frikadellen auf der Oberfläche verteilen, mit Parmesan bestreuen und bei 190°C 20 Minuten backen. Auch warm oder bei Zimmertemperatur gut.

**RISOTTO MIT
GRÜNEN PAPRIKA**

Zeit 30 Min

Zutaten

Portionen für 4 Personen

320 g Vialone Nano-Reis

80 Gramm Butter

80 g Pecorino

60 g Rucola

2 grüne Paprika

trockener Weißwein

Erdnussöl

Salz

Vorbereitung

Für das Risotto-Rezept mit grünem Pfeffer den Reis trocken mit einer Prise Salz rösten. Mit einem Schuss Weißwein ablöschen und etwa 16 Minuten kochen lassen, dabei nach und nach kochendes Wasser hinzufügen. Die Paprika säubern, Kerne und weiße Fasern entfernen. Eine davon zum Verzieren beiseite legen und die anderen in einer Zentrifuge mit dem Rucola pürieren. Die beiseite gestellte Paprika in heißem Erdnussöl 2 Minuten anbraten, abtropfen lassen, häuten und in kleine Stücke schneiden. Das Risotto mit dem Pfeffersaft (etwas zurückbehalten), der Butter und dem Pecorino verrühren. Komplett mit Tropfen zentrifugiertem Saft, gebratener Chilischote und Rucola nach Geschmack.

RISOTTO MIT FONTINA UND ÄPFEL

Zeit 25 Min

Zutaten

Portionen für 4 Personen

350 g Carnaroli-Reis

150 g Fontina DOP

130 Gramm Butter

50 g geriebener Parmesan

3 grüne Äpfel

Gemüsebrühe

Kirschwasser, Salz

Pfeffer

Vorbereitung

Für das Fontina-Apfel-Risotto-Rezept den Reis mit 50 g Butter und einer Prise Salz 2/3 Minuten rösten. Kirschwasser angießen und 1 Kelle Brühe hinzufügen. Unter Zugabe von jeweils etwas Brühe (ca. 1 Liter) 15 Minuten kochen lassen. Das Risotto mit der restlichen Butter, dem geriebenen Parmesan und der gewürfelten Fontina verrühren. Fügen Sie außerdem 2 geschälte und gewürfelte Äpfel hinzu. Decken Sie den Reis ab und lassen Sie ihn 3/4 Minuten ruhen. Den restlichen Apfel in dünne Scheiben schneiden. Mit Salz und Pfeffer würzen und mit den Apfelscheiben und nach Wunsch mit dem gebratenen Salbei servieren.

RISOTTO MIT HEIDELBEEREN, BROMBEEREN UND FONTINA

Zeit 35 Min

Zutaten

4 Leute

320 Gramm Reis

250 g Blaubeeren

200 g Butter

180 g Fontina

125 g Brombeeren

2 Schalotten, Salz

Weißweinessig

trockener Weißwein

Natives Olivenöl extra

Vorbereitung

Für das Blaubeer-, Brombeer- und Fontina-Risotto-Rezept die Schalotte schälen und hacken. 5 Esslöffel Essig in einem Topf mit ½ Glas Weißwein und Salz erhitzen. Wenn es kocht, die Schalotte dazugeben, nach 24 Minuten die kalte Butter dazugeben, vom Herd nehmen und verquirlen. Die Blaubeeren halbieren und in eine kleine Pfanne mit 4 Esslöffeln sehr heißem Öl und 2 Prisen Salz geben; Etwas zerdrücken und bei starker Hitze 23 Minuten bräunen. Den Reis mit einer Prise Salz trocken rösten; Wenn es heiß ist, fügen Sie die geschlagene Butter hinzu; Nach 1 Minute heißes, ungesalzenes Wasser hinzufügen, nach weiteren 2 Minuten die Blaubeersauce hinzufügen und kochen, dabei das erforderliche heiße Wasser hinzufügen (insgesamt dauert es 16 Minuten). Am Ende der Garzeit 60 g Fontina unterrühren;

ITALIENISCHE PAELLA

Zeit 30 Min

Zutaten

6 Leute

500 g gereinigte Muscheln

400 g gereinigter Tintenfisch

400 g geschälte Garnelenschwänze

400 g Arborio-Reis

2 Päckchen Safran

1 Zwiebel

Fischsuppe

Natives Olivenöl extra

Petersilie, Zitrone

Vorbereitung

Für das italienische Paella-Rezept hacken Sie die Zwiebel und bräunen Sie sie in einem Topf mit etwas Öl an. Den Reis 2 Minuten rösten, 800 g Brühe und den Safran hinzufügen. Zum Kochen bringen, mit dem Deckel abdecken, die Hitze auf ein Minimum reduzieren und 10/12 Minuten kochen lassen. Den Tintenfisch in Ringe schneiden, die Büschel halbieren. Zusammen mit den Garnelenschwänzen zum Reis geben (die besten beiseite legen) und weitere 3/4 Minuten kochen lassen. Öffnen Sie die Muscheln in der Pfanne mit etwas Öl. Den Reis zusammen mit den Garnelenschwänzen, Muscheln, gehackter Petersilie und Zitronenspalten auf einem Tablett servieren.

REZEPTE
ZWEITEN GÄNGE

KANINCHEN PANIERT MIT BALSAMICO TROPFEN

Zeit 30 Min. + 12 Std

Ruhezeit für die Marinade

Zutaten

4 Leute

500 g Kaninchenfleisch

2 Eier, Salbei

Rosmarin, Zitrone

trockener Weißwein

Mehl, Semmelbrösel

Erdnussöl

Balsamico Essig

Salz und Pfeffer

Vorbereitung

Für das Rezept für paniertes Kaninchen mit Tropfen Balsamico-Essig das Kaninchen in mundgerechte Stücke schneiden und mit einem Zweig Salbei, einigen Zweigen Rosmarin, 34 Zitronenscheiben, 250 g Weißwein und Pfeffer in eine Schüssel geben Abdecken und 12 Stunden an einem kühlen Ort marinieren lassen. Lassen Sie die Häppchen aus der Marinade abtropfen, trocknen Sie sie mit Küchenpapier ab, bemehlen Sie sie dann und tauchen Sie sie mit einer Prise Salz in die verquirlten Eier und wenden Sie sie in den Semmelbröseln. In reichlich Erdnussöl bei 165 °C ca. 2 Minuten braten. Lassen Sie sie auf Küchenpapier abtropfen, lassen Sie sie abtropfen und servieren Sie sie sofort mit einem Tropfen Balsamico-Essig.

GRATIN COD

Zeit 50 Min

Zutaten

4 Portionen

800 g entsalztes Kabeljaufilet

200 g alte Semmelbrösel

40 g Walnusskerne

40 g Rosinen

8 getrocknete Feigen

Petersilie

Knoblauch

Natives Olivenöl extra

Vorbereitung

Für das Kabeljau-Gratin-Rezept putzen Sie den Kabeljau, entfernen Sie alle Gräten und legen Sie ihn in eine Auflaufform, die Sie vom Ofen auf den Tisch stellen können. Die Semmelbrösel grob vermischen. Feigen, Nüsse und Rosinen hacken. Einen Zweig Petersilie und 1 Knoblauchzehe fein hacken und einen Teil davon über den Kabeljau verteilen. Die restliche Mischung mit den Semmelbröseln und den gehackten Trockenfrüchten vermischen. Würzen Sie den Fisch mit etwas gekochtem Most und bedecken Sie ihn dann mit der Brot-Trockenfrucht-Mischung. Mit etwas Öl würzen und bei 180 °C etwa 20 Minuten backen.

BORLOTTI-HACKBROT, GRÜNE BOHNEN UND KÄSE, EINGEWICKELT IN SCHINKEN

Zeit 1h 45min

Zutaten

68 Personen

350 g gekochte Borlottibohnen

300 Gramm Kartoffeln

120 g Robiola-Käse

100 g grüne Bohnen

100 g geschnittener Rohschinken

30 g Parmesan

1 Ei, Majoran

Natives Olivenöl extra

Salz und Pfeffer

Vorbereitung

Für das Hackbraten-Rezept mit Borlottibohnen, grünen Bohnen und Käse im Schinkenmantel kochen Sie die Kartoffeln etwa 40 Minuten in kochendem Wasser. Die grünen Bohnen putzen und in kochendem Salzwasser 5 Minuten kochen, dann abgießen. Die Bohnen mit 3 Esslöffeln Öl mit einem Stabmixer pürieren. Die Kartoffeln zerdrücken und zusammen mit dem Ei, geriebenem Parmesan, Salz, Pfeffer, einem Zweig gehacktem Majoran und gehackten grünen Bohnen zur Bohnencreme geben. Alles vermischen, bis die Zutaten vereint sind. Die Schinkenscheiben nebeneinander, leicht überlappend, auf ein Backpapier legen.

Sie erhalten ein Rechteck: Drehen Sie es so, dass die Schinkenscheiben senkrecht vor Ihnen liegen. Die Hackbratenmasse auf dem Boden anrichten. Machen Sie in der Mitte eine Rille und füllen Sie sie mit dem Käse. Schließen Sie dann die Mischung und geben Sie ihr eine zylindrische Form. Zum Schluss mit Hilfe des Backpapiers in den Schinkenscheiben wälzen. Wickeln Sie den Hackbraten in Papier ein, als wäre er eine Süßigkeit. Die Außenseite mit etwas Öl einfetten, in eine Auflaufform legen und 35 Minuten bei 180 °C backen; Öffnen Sie dann das Papier und kochen Sie es weitere 78 Minuten lang.

GEBRATENES CAPITONE

Zeit 1h + 1h Marinieren

Zutaten

Portionen für 4 Personen

1 kg Capitone-Fischscheiben

200 g Semmelbrösel

200 g gereinigter Brokkoli

200 g gereinigter Romanesco-Brokkoli

120 g Karotten

100 g geputzter Schwarzkohl

80 g weißer Essig

3 Zitronen, 2 rote Zwiebeln

1 Rote Bete

Thymian, Majoran

Rosmarin, Lorbeerblatt

Natives Olivenöl extra

Salz und Pfeffer

Vorbereitung

Für das Rezept für gerösteten Capitone legen
Sie die Capitone-Scheiben in eine Schüssel
und fügen Sie den Saft von 2 Zitronen, den
Essig, 100 g Öl, zwei Prisen Salz, Pfeffer und
4-5 gehackte Lorbeerblätter hinzu. Alles gut
vermischen und abgedeckt ca. 1 Stunde
marinieren lassen. Die Semmelbrösel mit den
Blättern eines Thymianzweigs, einem
Majoranzweig und den Nadeln eines
Rosmarinzweigs vermischen. Tauchen Sie
die Capitone-Stücke in das aromatisierte
Brot und stecken Sie sie abwechselnd auf die
Spieße. Capitone-Stücke und halbe
Zitronenscheiben.

4 Spieße zusammensetzen und auf ein mit
Backpapier belegtes Backblech legen.
Backen Sie sie etwa 40 Minuten lang bei 180
°C. Bereiten Sie in der Zwischenzeit das
Gemüse vor: Schälen Sie die Rübe,
schneiden Sie sie in 4 Segmente und kochen
Sie sie etwa 35 Minuten lang in kochendem
Wasser. Die Karotten schälen und der Länge
nach schneiden; Den Brokkoli in Büschel
schneiden. Tauchen Sie sie in kochendes
Salzwasser, fügen Sie nach 1 Minute den
Schwarzkohl hinzu und lassen Sie nach 3
Minuten alles in kaltem Wasser abtropfen.
Schälen Sie die Zwiebel, schneiden Sie sie in
Blütenblätter und kochen Sie sie dann 5
Minuten lang in dem Wasser, in dem Sie die
Rüben gekocht haben. Nehmen Sie die
Spieße aus dem Ofen und servieren Sie sie
mit dem Gemüse, gewürzt mit einem Schuss
Öl und ein paar Prisen Salz.

HÄHNCHEN-UND STEINROLLEN INGWER IN KATAIFI-PASTE

Zeit 40 Min

Zutaten

8 Personen

400 g 8 Scheiben Hähnchenbrust

180 g Steinpilze

150 g Mayonnaise

125 g griechischer Joghurt

90 g Brot für Sandwiches

frischer Ingwer

Kataifi-Teig

Schnittlauch, Basilikum

Erdnussöl

extra natives Olivenöl, Salz

Vorbereitung

Für das Rezept für Hühnchen-, Steinpilz- und Steinpilzröllchen mit Ingwer in Kataifi-Paste die Kruste vom Brot entfernen und vermischen. Die Pilze putzen und in kleine Stücke schneiden. In einer Pfanne mit etwas nativem Olivenöl extra, 34 Ingwerscheiben und einer Prise Salz 23 Minuten anbraten. Schalten Sie es aus und lassen Sie es abkühlen. Die Pilze fein hacken, den gebräunten Ingwer fein hacken und alles zum Brot geben. Mit Salz würzen und zu dieser Füllung 1 Esslöffel Schnittlauchscheiben hinzufügen.

Die Hähnchenbrustscheiben leicht schlagen, um sie dünner zu machen, sie in der Mitte mit einem Stück Füllung füllen und wie eine Rolle verschließen. Jedes Hähnchenbrötchen in Kataifi-Teig einwickeln; Braten Sie sie 3 Minuten lang in Erdnussöl bei 170 °C mit 2/3 Ingwerscheiben. Lassen Sie sie auf Küchenpapier abtropfen. Mischen Sie die Mayonnaise mit dem griechischen Joghurt, einem kleinen Stück geriebenem Ingwer und ein paar gehackten Basilikumblättern. Die Brötchen mit der Ingwermayonnaise servieren.

KANINCHEN MIT MUSKATNUSS UND GEBACKENER KÜRBIS

Zeit 55 Min

Zutaten

4 Leute

2 Kaninchensättel

600 g 4 Scheiben gelber Kürbis

200 g Berrettina-Kürbismark

Muskatnuss

wilde Brunnenkresse

Natives Olivenöl extra

Salz

Vorbereitung

Für das Rezept „Kaninchen mit Muskatnuss und gebackenem Kürbis" entbeinen Sie die Kaninchenrücken (oder überlassen Sie dies dem Metzger), um 4 entfettete Lendenstücke zu erhalten. Behalten Sie auch Ihre Nieren. Die Kürbisscheiben und das gehackte Fruchtfleisch auf einem Backblech anrichten, alles mit einem Schuss Öl und Salz würzen und im Ofen bei 160 °C etwa 15 Minuten garen. Aus dem Ofen nehmen und die Scheiben beiseite legen. Zerdrücken Sie das Fruchtfleisch mit einem Kartoffelstampfer und verarbeiten Sie es dann mit einem Schuss Öl, bis eine Creme entsteht. Halte ihn warm. Die Kaninchenlenden in einer heißen Pfanne mit etwas Öl anbraten, sodass sie von allen Seiten braun werden.

Mit reichlich geriebener Muskatnuss
bestreuen, auf ein Backblech legen und bei
160 °C 67 Minuten backen. Das Kaninchen
aus dem Ofen nehmen und mindestens 15
Minuten in der Hitze ruhen lassen. Die
Kochsoße beiseite stellen und mit etwas Öl
vermischen. Die Rippen vom Fruchtfleisch
trennen, dieses in Stücke schneiden und die
Nieren halbieren. Das Kaninchen und die
Nieren zusammen mit den Kürbisscheiben
und der Sahne servieren und mit den wilden
Brunnenkresseblättern und der Kochsoße
garnieren.

JAKOBSMUSCHELN MIT WEINTRAUBEN UND PILZE

Zeit 20 Min

Zutaten

4 Leute

300 g frische Steinpilze

120 g kernlose weiße Weintrauben

120 g kernlose rote Weintrauben

12 Jakobsmuscheln

Butter

Knoblauch

Petersilie

Salz und Pfeffer

Vorbereitung

Für das Rezept Jakobsmuscheln mit Trauben und Pilzen rösten Sie die Jakobsmuscheln in einer Pfanne in einem Stück schäumender Butter bei starker Hitze und wenden Sie sie 23 Minuten lang auf beiden Seiten. Salzen Sie sie leicht. Geben Sie die Schalentiere auf einen Teller und bewahren Sie den Bratensaft auf. Reinigen Sie das Backblech mit Küchenpapier. Die Pilze putzen und in kleine Stücke schneiden. Die größeren Weintrauben halbieren. Geben Sie ein neues Stück Butter in die Pfanne und braten Sie die Steinpilze und Weintrauben mit einer zerdrückten Knoblauchzehe und einer Prise Salz 3 Minuten lang an. Die Jakobsmuscheln und den Bratensaft wieder in die Pfanne geben, vermischen, Knoblauch und Pfeffer entfernen und mit gehackter Petersilie servieren.

FISCHERMAN NACH LUCIANA-ART UND KNUSPRIGE ARTISCHOCKEN

Zeit 1h 10min

Zutaten

Portionen für 46 Personen

1 kg Seeteufelscheibe

150 g Tomatenpüree

80 g grüne Oliven

30 g entsalzte Kapern

3 Artischocken, 1 Zitrone

1 Knoblauchzehe

Majoran

Thymian, Sellerie

Natives Olivenöl extra

Erdnussöl, Salz

Vorbereitung

Für das Luciana-Seeteufel-Rezept reinigen Sie die Seeteufelscheibe und entfernen Sie die Nagelhaut. Drehen Sie es um, machen Sie zwei Einschnitte entlang des Mittelknochens, entfernen Sie es und legen Sie es beiseite. Binden Sie das Seeteufelsteak wie einen Braten: So bleibt es beim Garen saftiger. Bereiten Sie einen aromatischen Bund aus einem Zweig Majoran, einem Zweig Thymian und einer Stange Sellerie zu. Eine Pfanne, vorzugsweise Gusseisen oder Stahl, mit 2 Esslöffeln Öl erhitzen; Den gebratenen Seeteufel 1 Minute lang anbraten, salzen, den geschälten und zerdrückten Knoblauch und das aromatische Bündel, die Oliven hinzufügen,

Die entsalzten Kapern dazugeben und alles mit dem Tomatenpüree bedecken; 50 g Wasser und den Seeteufelknochen hinzufügen, abdecken und 50 Minuten bei schwacher Hitze kochen lassen. Die Artischocken putzen und dabei die Dornen und den inneren Bart entfernen. Schneiden Sie sie in Spalten und tauchen Sie sie nach und nach in mit Zitronensaft angesäuertes Wasser. Die Artischocken in reichlich Erdnussöl 56 Minuten braten, dann auf Küchenpapier und Sabatelli abtropfen lassen. Den gebratenen Seeteufel in Scheiben schneiden und mit der Sauce und knackigen Artischocken servieren.

ENTENBRUST E STEINPILZSEITE

Zeit 40 Min

Zutaten

4 Portionen

1 Entenbrust

350 g Steinpilze

200 g Renetta-Apfel

1 Stück Schalotte

Rosmarin

Petersilie

Knoblauch

Weißwein

Gemüsebrühe, Zitrone

Natives Olivenöl extra

Butter, Salz, Pfeffer

Vorbereitung

Für das Rezept mit Entenbrust und Steinpilzbeilage die Steinpilze säubern und dabei Stiele und Kappen abtrennen. Die Schalotte fein hacken; Den Apfel in Würfel schneiden, die Stängel der Steinpilze in Scheiben schneiden und alles in einer Pfanne mit etwas Öl anbraten. Ritzen Sie die Entenhaut wie bei einem Grill ein, damit sie sich beim Garen nicht wellt. Die Brust leicht pfeffern und in einer ofenfesten Pfanne mit etwas heißem Öl und einem Zweig Rosmarin anderthalb Minuten auf der Hautseite anbraten, dann wenden, 1/2 Glas Weißwein hinzufügen, Die Hälfte der ganzen Steinpilzköpfe dazugeben und bei 200 °C 78 Minuten backen

oder etwas mehr, je nachdem, welchen
Gargrad Sie bevorzugen. Die Brust aus dem
Ofen nehmen und in Alufolie eingewickelt 10
Minuten ruhen lassen. Den Bratensaft mit 40
g Gemüsebrühe und den restlichen Kapellen
zu einer Soße verrühren. Schneiden Sie ein
paar Knoblauchzehen ab und hacken Sie sie
mit einem Zweig Petersilie. In der Pfanne, in
der Sie das Fleisch gegart haben, ein Stück
Butter mit etwas geriebener Zitronenschale
und der gehackten Mischung schmelzen, den
Weißwein hinzufügen und, wenn er fast
verdampft ist, die Soße, Salz und Pfeffer
hinzufügen. Die aufgeschnittene Entenbrust
mit den Apfel- und Steinpilzstengeln, den
Kappen und der Soße servieren.

HÜHNCHEN MIT SAHNE
UND STEINZEUG

Zeit 45 Min

Zutaten

4 Leute

1,5 kg 1 Huhn

500 g frische Sahne

400 g frische Steinpilze

Grappa 150 g

1 Zwiebel, Knoblauch und Butter

Rosmarin, Salbei

Petersilie

Natives Olivenöl extra

Salz und Pfeffer

Vorbereitung

Für das Rezept Hähnchen mit Sahne und Steinpilzen das Hähnchen in 8 Stücke schneiden und bei starker Hitze in einer Pfanne mit 1 Knoblauchzehe ohne Zugabe von Fett anbraten. Duftet mit etwas Salbei und Rosmarinblättern. Nach dem Garen nach 45 Minuten Brandy, Salz und Pfeffer hinzufügen. Mit dem Deckel abdecken und etwa 20 Minuten kochen lassen. Die Zwiebel hacken und in einer großen Pfanne mit einem Stück Butter, einem Schuss Öl und einer Prise Salz anbraten. Die Sahne dazugeben, aufkochen, den Herd ausschalten und mit Salz und Pfeffer würzen. Die Pilze putzen und in kleine Stücke schneiden.

In einer Pfanne mit etwas Öl und 1 Knoblauchzehe samt Schale 23 Minuten anbraten. Mit Salz und Pfeffer würzen und dann eine kleine, fein gehackte Knoblauchzehe hinzufügen. Die Hälfte der gebräunten Steinpilze hacken und zur Sahne geben. Fügen Sie auch das Hähnchenfleisch und einen Teil des Bratensaftes hinzu und garen Sie alles 5 Minuten lang bei schwacher Hitze und mit geschlossenem Deckel. Zum Schluss die restlichen Pilze dazugeben und mit frischer Petersilie servieren.

GEFÜLLTE ZUCCHINI

Zeit 1h 40min

Zutaten

6 Leute

1 kg 6 Zucchini

500 g gewürfeltes Kalbsfleisch

50 g Rohschinken

40 g trockene Semmelbrösel

20 g geriebener Parmesan

1 Ei

1 Stange Sellerie

1 Karotte

1/2 Zwiebel, Milch

Petersilie

trockener Weißwein

Natives Olivenöl extra

Salz und Pfeffer

Vorbereitung

Für das Rezept für gefüllte Zucchini
schneiden Sie die Zucchini horizontal durch,
sodass Sie einen dickeren Teil, den Boden,
und einen dünneren Teil, den Deckel,
erhalten. Leeren Sie den dicksten Teil
großzügig aus und bewahren Sie den
erhaltenen Brei auf. Böden und Deckel 2
Minuten in kochendem Salzwasser
blanchieren; Lassen Sie sie auf
Küchenpapier abtropfen. Sellerie, Karotte
und Zwiebel hacken und in einer großen
Pfanne mit 3 Esslöffeln Öl 2/3 Minuten
anbraten. Den Kalbsbrei dazugeben und bei
starker Hitze anbraten. Dabei darauf achten,
dass das Gemüse nicht anbrennt. Nach 5/7
Minuten 1/2 Glas Weißwein und 1 Kelle
Wasser hinzufügen; Senken Sie die

Erhitzen, abdecken und etwa 20 Minuten kochen lassen, dann das Zucchinimark, eine weitere Kelle Wasser, Salz und Pfeffer hinzufügen und weitere 15 Minuten kochen lassen. Zum Schluss das Fleisch abtropfen lassen (den Bratensaft auffangen), hacken und mit Ei, Parmesan, gehacktem Schinken, in Milch eingeweichten und ausgedrückten Semmelbröseln, 1 Esslöffel gehackter Petersilie, Salz und Pfeffer vermischen. Die Böden der Zucchini mit der Masse füllen, mit den Deckeln verschließen und mit ein paar Windungen Küchengarn fixieren. Legen Sie die Zucchini in eine Auflaufform und fügen Sie den Bratensaft und bei Bedarf einen Tropfen Wasser hinzu. Bei 180°C 20/25 Minuten backen.

HACKBRATEN MIT KÜRBIS KICHERERBSEN UND PILZEN

Zeit 1,30 Minuten

Zutaten

4 Leute

1,5 kg Delica-Kürbis

300 g Steinpilze

230 g gekochte Kichererbsen

150 Gramm Spinat

2 Eier, Thymian

Knoblauch, Petersilie

Geriebener Parmesankäse

Semmelbrösel, Essig

Natives Olivenöl extra

Salz und Pfeffer

Vorbereitung

Den Kürbis in kleine Stücke schneiden, entkernen, auf ein mit Backpapier belegtes Backblech legen, mit Öl, Thymianzweigen, Salz und Pfeffer würzen und für 1 Stunde bei 180°C in den Ofen stellen. Aus dem Ofen nehmen und das Fruchtfleisch herausnehmen; In Stücke schneiden und mit Kichererbsen, Eiern, Salz, Pfeffer und 1 Esslöffel Essig vermischen. Den Spinat in kochendem Salzwasser blanchieren, abtropfen lassen und zum Trocknen auf Küchenpapier ausbreiten. Die Pilze putzen und in Stücke schneiden; In einer Pfanne mit etwas Öl, 1 Knoblauchzehe, Salz und Pfeffer 3 Minuten anbraten, dann mit einem Zweig gehackter Petersilie verfeinern.

Die Kürbismischung mit einem weiteren Blatt Backpapier und einem Nudelholz auf einem mit Öl bestrichenen Blatt Backpapier verteilen, sodass ein rechteckiger Boden entsteht. Schneiden Sie die Ränder ab und bedecken Sie das Nudelrechteck mit Spinat. Dann verteilen Sie die Pilze auf der kürzesten Seite des Rechtecks und rollen von dort aus den Hackbraten mithilfe des Backpapiers auf. 1 Esslöffel Semmelbrösel mit 1 Esslöffel geriebenem Parmesan vermischen und auf die Oberfläche des Hackbratens streuen, dann bei 170°C etwa 25 Minuten backen.

GEBACKENE HÄHNCHENBEINE MIT EXOTISCHE KOKOSNUSSMILCHSAUCE

Zeit 1h 40min

Zutaten

4 Portionen

Für das Huhn

4 Hähnchenschenkel

180 g gekochte Kastanien

160 g Salamipaste

Rosmarin, Thymian, Salz

extra natives Olivenöl, Pfeffer

Für das Curry

400 g Kokosmilch, 10 g Petersilie

5 g frischer Ingwer, 1 Stück grüner Chili

1 Limette, frischer Koriander

getrockneter Koriander, Kreuzkümmel, Salz

Natives Olivenöl extra

Vorbereitung

Entbeinen der Keulen: Mit einem scharfen Messer das Fleisch rund um den Knochen herum einschneiden, bis es völlig frei ist. Drehen Sie das Fruchtfleisch wie einen Handschuh um, greifen Sie den Knochen, schneiden Sie das restliche Bindegewebe durch und ziehen Sie es dann vom Oberschenkel ab. Von außen bleibt nur noch ein Stück übrig. Die Kastanien mit den Blättern eines Rosmarinzweigs und zwei Zweigen Thymian grob hacken. Alles mit der Salamipaste und 1 EL Öl verrühren, bis eine kompakte Masse entsteht. Die Innenseite der Hähnchenschenkel mit Salz und Pfeffer würzen, mit der Füllung füllen;

Legen Sie sie zusammen und binden Sie sie mit ein paar Windungen Küchengarn fest. Legen Sie die Keulen auf ein mit Backpapier ausgelegtes Backblech. Würzen Sie sie mit Salz, Pfeffer und einem Schuss Öl. Garen Sie sie etwa 50 Minuten lang in einem statischen Ofen bei 190 °C. Für Currys die Chilischote halbieren und Stiel und Kerne entfernen; grob gehackt mit Petersilie und Ingwer. Alles mit 20 g Kokosmilch, der abgeriebenen Schale einer halben Limette, dem Saft einer Limette, 1 Teelöffel getrocknetem Koriander, 1/2 Teelöffel Kreuzkümmel, 23 Zweigen frischem Koriander und einem Schuss Öl vermischen. Die restliche Kokosmilch 23 Minuten köcheln lassen. Abkühlen lassen und dann mit dem Smoothie vermischen; ggf. salzen. Die Hähnchenschenkel mit dem Curry servieren und nach Belieben dekorieren.

MEERÄSCHE MIT SCHINKEN

Zeit 45 Min

+ 1 Stunde Marinade

Zutaten

4 Leute

8 Rotbarben

5 Scheiben Rohschinken

Salbei (20 Blätter)

Butter, Zitrone

Semmelbrösel

Natives Olivenöl extra

Salz und Pfeffer

Vorbereitung

Für das Rezept für Rotbarben mit Schinken putzen Sie die Rotbarben sorgfältig: Nehmen Sie sie unter fließendem Wasser aus und lassen Sie sie dann durch

Messer entlang des Knochens, bedienen Sie sich mit einem Finger und trennen Sie den Knochen auch auf der anderen Seite vom Fruchtfleisch; Brechen Sie den Knochen auf der Kopfseite und schneiden Sie den Haaransatz auf der Schwanzseite mit einer Schere ab. Zum Schluss die Rotbarben abspülen und in eine Auflaufform legen. Aus dem Saft von 1/42 Zitrone, 4 EL Öl, Salz und Pfeffer eine Marinade zubereiten und über die Rotbarben in der Auflaufform gießen; Mit Frischhaltefolie abdecken und zum Würzen 1 Stunde in den Kühlschrank stellen. 8/10 Salbeiblätter und den Boden einer weiteren Auflaufform mit Butter bestreuen. Füllen Sie den Bauch der Meeräsche mit einem gebutterten Salbeiblatt; Den Fisch in Semmelbröseln wälzen. Die Schinkenscheiben halbieren. Die Rotbarbe abwechselnd mit dem Schinken in der Pfanne anrichten, mit der Marinade bestreuen und die restlichen Salbeiblätter hinzufügen. 15/20 Minuten bei 180 °C backen.

MEERESFRÜCHTER SALAT

Zeit 30 Minuten

Zutaten

4 Leute

12 geschälte rote Garnelen

12 Scampi

12 mittelgroße Calamari in Stücke geschnitten

4 mittelgroße Kartoffeln, gewürfelt

1 Schalotte in Scheiben geschnitten

kandierte Zitrone

Petersilie

Gemüsebrühe

Natives Olivenöl extra

Salz und Pfeffer

Vorbereitung

Für das Meeresfrüchtesalat-Rezept die Schalotte in etwas Öl anbraten, dann die Kartoffeln dazugeben, mit der heißen Gemüsebrühe bedecken und kochen, bis sie gar sind: vermischen und mit Salz und Pfeffer würzen. Garnelen und Scampi schälen, ohne den Kopf zu entfernen; Dämpfen Sie sie maximal 45 Minuten lang und machen Sie dasselbe mit den Calamari. Die Kartoffelcreme auf den Tellern verteilen und mit Scampi, Garnelen und Calamari belegen. Mit etwas Öl würzen und mit aromatischen Kräutern, kandierten Zitronenspalten, gepufftem Fregola und Kartoffelchips dekorieren.

GEMÜSESPIESSE MIT OKRA

Zeit 45 Min

Zutaten

4 Leute

500g frische Okraschoten

200g Chilistangen

200 g Karottenstifte

100 g Semmelbrösel

30 g geschälte Walnüsse

4 mittelgroße Kohlblätter

1 goldener Apfel

Curry, Salz

geräucherter süßer Paprika

Natives Olivenöl extra

Vorbereitung

Für das Rezept für Okra-Gemüse-Spieße blanchieren Sie die Okra 45 Minuten lang in kochendem Salzwasser, nachdem sie wieder zu kochen begonnen hat, lassen Sie sie dann in kaltem Wasser abtropfen, lassen Sie sie abtropfen und trocknen Sie sie vorsichtig mit einem Tuch ab. Das andere Gemüse ebenfalls blanchieren. Die Semmelbrösel mit 1 Esslöffel Curry, 1 Teelöffel Paprika, den Walnüssen, ein paar Esslöffeln Öl und Salz vermischen; Sie müssen eine ziemlich feine Mischung erhalten. Montieren Sie 4 Spieße abwechselnd mit Okraschoten, Apfelstücken und Gemüsesticks auf jedem Spieß (in der Saison können Sie 200 g weißen Spargel hinzufügen); Fetten Sie sie mit Öl ein und geben Sie sie in die Brotmischung. Die Spieße in einer Pfanne von beiden Seiten goldbraun anbraten. Kurz vor dem Genuss mit Salz bestreuen.

PANIERTES EI, BOHNEN UND KNUSPRIGER PLATANA

Zeit 45 Minuten

Zutaten

4 Leute

300 g Tomatenpüree

250 g 1 reife Kochbanane

150g Borlottibohnen aus der Dose

75 g Semmelbrösel

75 g Mais-Snack-Smoothie

70 g Butter, Salz

30 g Tomatenpüree

6 frische Bio-Eier

Erdnussöl

Natives Olivenöl extra

Vorbereitung

Für das Rezept mit paniertem Ei, Bohnen und knusprigen Kochbananen die gekochten Bohnen für etwa 10/15 Minuten in einen Topf geben und mit Salz würzen. Das Tomatenmark hinzufügen und weitere 5 Minuten kochen lassen. Kochen Sie das Tomatenpüree mit der Butter und einem Schuss nativem Olivenöl extra 10 Minuten lang und mixen Sie dann alles mit einem Stabmixer. Die Bohnen mit dieser Soße würzen. Kochbananen schälen, in schräge Scheiben schneiden, in Salzwasser tauchen und 10 Minuten ruhen lassen, dann abtropfen lassen und auf Küchenpapier trocknen.

In reichlich heißem Erdnussöl etwa 5 Minuten braten, bis sie goldbraun und knusprig sind. 4 Eier in kochendem Wasser 5 Minuten kochen. Schälen Sie sie, panieren Sie sie in Semmelbröseln, tauchen Sie sie in zwei geschlagene Eier, dann in Semmelbrösel, dann noch einmal in geschlagene Eier und schließlich in Maispulver. Braten Sie die Eier einzeln in reichlich heißem Erdnussöl 1 Minute lang an und wenden Sie sie dabei, um sie gleichmäßig zu bräunen. Lassen Sie sie auf Küchenpapier abtropfen. Servieren Sie sie mit Bohnen und Bananen.

TINTENFISCH GEFÜLLT MIT RICOTTA UND KATALONIEN

Zeit 50 Min

Zutaten

4 Portionen

8 Stk. Tintenfisch

500 g Ricotta

Katalonien 300 g

30 g Semmelbrösel

4 Sardellenfilets in Öl

Knoblauch, Majoran

Natives Olivenöl extra

Salz und Pfeffer

Vorbereitung

Für das Rezept für mit Ricotta und Catalonia gefüllter Tintenfisch waschen Sie den Catalonia und entfernen Sie ihn

Den härtesten Teil des Stiels abtrennen und in kleine Stücke schneiden. Die Sardellen in einer Pfanne mit etwas Öl und 1 Knoblauchzehe schmelzen. Den Katalonien hinzufügen und etwa 3 Minuten kochen lassen. Reinigen Sie den Tintenfisch, indem Sie die Beutel mit den Tentakeln vom Kopf trennen. Schnabel und Augen entfernen; Entfernen Sie den inneren Knochen und die Eingeweide aus den Säcken und achten Sie darauf, dass keine Säcke, die Schwarz enthalten, zerbrechen. Entfernen Sie die Tentakel und legen Sie sie beiseite. Catalonia, Ricotta, 3/4 Zweige gehackten Majoran, Semmelbrösel und eine Prise Salz und Pfeffer in einer Schüssel vermischen. Geben Sie die Füllung in einen Spritzbeutel und füllen Sie die Calamari. Verschließen Sie Ihren Mund mit einem Zahnstocher. Den Tintenfisch und die Tentakel 5 Minuten lang in einer heißen Pfanne mit etwas Öl anbraten. Mit Salz. Serviert mit Gemüse Ihrer Wahl.

KABELJAU IN TEMPURA MIT LIVORNESISCHER SOBE UND GRÜNEN BOHNEN

Zeit 40 Min

Zutaten

4 Leute

Für den Kabeljau

720 g 4 Scheiben entsalzter und eingeweichter Kabeljau

100 g Mehl 0, 100 g Maisstärke

Sprudel

Erdnussöl für die Soße

500 g Datterini-Kirschtomaten

400 g gekochte grüne Bohnen

200 g getrocknete Tomaten

20 g entsalzte Kapern

4 Frühlingszwiebeln, 1 Knoblauchzehe

extra natives Olivenöl, Salz und Pfeffer

Vorbereitung

Für den Kabeljau das Mehl Typ 0 und die Maisstärke mit 200 g Mineralwasser vermischen. Tauchen Sie die Kabeljausteaks in den entstandenen Teig, lassen Sie sie abtropfen und braten Sie sie in reichlich Erdnussöl bei 170 °C mindestens 56 Minuten lang. Legen Sie sie auf Küchenpapier. Für die Soße die getrockneten Tomaten etwa zehn Minuten einweichen, dann abtropfen lassen und mit einem Messer fein hacken. Die Frühlingszwiebeln in 34 Esslöffeln Öl anbraten, dann die gemischten Datterini-Tomaten dazugeben und bei mittlerer Hitze 58 Minuten kochen lassen; Die getrockneten Tomaten dazugeben und 23 Minuten weiterkochen, mit Salz und Pfeffer würzen und ausschalten. Die grünen Bohnen in einer Pfanne mit 2 EL Öl, dem Knoblauch und den Kapern anbraten. Servieren Sie den Tempura-Kabeljau mit der Sauce und den grünen Bohnen, nach Wunsch mit frischen aromatischen Kräutern garniert.

PILZE AUS PAPIER MIT KNUSPRIGER POLENTA

Zeit 1h

Zutaten

4 Leute

Für die Polenta

200 g begehrtes Maismehl

125 g gekochte rote Bohnen

125 g gekochte Borlottibohnen

Thymian, Rosmarin

Fenchelsamen

Natives Olivenöl extra

Knoblauch, Salz, für die Pilze

1 kg Cardoncelli-Pilze

10 Lorbeerblätter, 1 Knoblauchzehe

Rosmarin, Salbei, Salz

weißer Pfeffer, Nelken

Wacholderbeeren

Zimtstangen

Natives Olivenöl extra

Vorbereitung

Für die Polenta 1 Liter Wasser mit 1 EL Öl und 1 TL Salz zum Kochen bringen; Dann das Mehl hinzufügen und bei schwacher Hitze unter ständigem Rühren etwa 40 Minuten kochen lassen. 1 Teelöffel Fenchelsamen mit einer Knoblauchzehe, ein paar Salbeiblättern, ein paar Rosmarinblättern und Thymian hacken.

Die Polenta mit den gehackten Kräutern und Bohnen vermischen. Die Polenta in eine mit Frischhaltefolie ausgelegte Pflaumenkuchenform streichen und abkühlen lassen. Die nun kalte und feste Polenta aus der Form lösen, in Scheiben schneiden und in einer Pfanne mit etwas Kräuteröl rösten, bis die Scheiben knusprig sind. Für die Pilze ein Päckchen vorbereiten: Ein großes Blatt Alufolie auf einem Teller ausbreiten, mit Rosmarin, Salbei und Lorbeerblättern bedecken, 1 der Länge nach halbierte Knoblauchzehe dazugeben und die der Länge nach halbierten Pilze anordnen ; Mit nativem Olivenöl extra, Salz, Pfefferkörnern, ein paar Nelken, einem Stück Zimt und ein paar Wacholderbeeren würzen. Die Folie teilweise schließen, damit der Dampf entweichen kann, und bei 250 °C 10/13 Minuten backen. Die Pilze mit der Polenta servieren.

HÜHNERROLLE MIT KASTANIE

Zeit 1h 50min

Zutaten

Portionen für 6 Personen

1,7 kg 1 Hähnchen ohne Kopf, gereinigt

700 g Kastanien, Thymian, Butter

Natives Olivenöl extra

Salz, Pfeffer, Lorbeerblatt

Vorbereitung

Für das Kastanien-Hühnerbrötchen-Rezept kochen Sie die Kastanien in kochendem Wasser mit 1 Lorbeerblatt etwa 40 Minuten lang. Mit einem Schaumlöffel abtropfen lassen und schälen. Entfernen Sie das Hähnchen am Ende der Flügel und entbeinen Sie dann den Schmutz, indem Sie es von hinten abschneiden: Sie müssen es öffnen und die Knochen „schieben", bis es fertig ist Erhalten Sie eine auf der Haut liegende Fruchtfleischschicht. Das Hähnchen

mit dem Fleischklopfer zerstampfen, um eine gleichmäßige Schicht zu erhalten. Anschließend mit der Hautseite nach unten auf ein Backpapier legen. Mit Salz und Pfeffer würzen, mit Thymianblättern würzen und den mittleren Teil mit Kastanien füllen. Wickeln Sie das Hähnchen in Papier ein, verschließen Sie die Rolle an den Enden, binden Sie es dann mit Küchengarn zusammen und legen Sie es auf ein Backblech. Alles mit etwas Öl beträufeln und bei 180 °C 15 Minuten backen. Befeuchten Sie die Pfanne mit einer Kelle Kastanienkochwasser und lassen Sie es weitere 50 Minuten kochen. Aus dem Ofen nehmen und die Rolle aus der Pfanne nehmen. Befeuchten Sie alle Reste mit einer Kelle Kastanienkochwasser und stellen Sie die Pfanne für 5 Minuten wieder in den Ofen, damit das heiße Wasser alle karamellisierten Krusten auflöst. Filtern Sie die erhaltene schmackhafte Brühe in einen Topf, reduzieren Sie die Hitze leicht und fügen Sie dann 20 g Butter hinzu, um eine Soße zu erhalten.

KOFTA (FLEISCHBÄLLCHEN AUS DEM NAHEN OSTEN)

Zeit 40 Minuten

Zutaten

4 Leute

500 g fein gehacktes Fleisch

160 g fettarmer Joghurt

120 g Tomatenpüree, 100 g Zwiebel

4 Kardamomkapseln

4 Zehen, 3 Knoblauchzehen

1 Zimtstange

rotes Chilipulver, Kurkumapulver

frischer Ingwer, Asafoetida

Kichererbsenmehl, Salz

Natives Olivenöl extra

Vorbereitung

Für das Kofta-Rezept (Fleischbällchen aus dem Nahen Osten) braten Sie das Hackfleisch in einer Pfanne mit ein paar Esslöffeln Wasser 1 Minute lang an, entfernen Sie dann das Wasser und lassen Sie das Fleisch gut abtropfen. Legen Sie das Fleisch wieder in die Pfanne und kochen Sie es einige Minuten lang. Entsorgen Sie die dabei freigesetzte Flüssigkeit wieder. Fügen Sie 2 Esslöffel Joghurt, 1 Teelöffel rotes Chilipulver, 1 Esslöffel geriebenen Ingwer, eine gute Prise Asafoetida, 2 zuvor pürierte Knoblauchzehen, 50 g gehackte Zwiebeln und 2 Esslöffel Kichererbsenmehl hinzu. Alles vermischen und salzen. Bilden Sie Fleischbällchen in der Größe eines Tischtennisballs und geben Sie eventuell noch mehr Kichererbsenmehl hinzu, um die richtige Konsistenz zu erreichen.

Die Fleischbällchen in Kichererbsenmehl wenden. Erhitzen Sie ein paar Esslöffel natives Olivenöl extra in einer flachen Pfanne und braten Sie die Fleischbällchen etwa 5 Minuten lang an, bis sie goldbraun sind. 50 g Senf oder natives Olivenöl extra in einer Pfanne erhitzen, Zimt, Nelken, Kardamomkapseln und eine gute Prise Asafoetida hinzufügen. Wenn die Gewürze zu brutzeln beginnen, 50 g gehackte Zwiebeln hinzufügen und weiter braten, bis die Zwiebeln rosa geworden sind. Fügen Sie 1 Esslöffel geriebenen Ingwer, die zuvor pürierte Knoblauchzehe und ½ Teelöffel Kurkuma hinzu; Reduzieren Sie die Hitze, lassen Sie es 1 Minute lang ziehen, geben Sie dann das Tomatenpüree und den restlichen Joghurt hinzu und lassen Sie es bei schwacher Hitze unter Rühren 45 Minuten lang weiterkochen. Die Fleischbällchen dazugeben und weitere 56 Minuten garen. Servieren Sie sie nach Belieben mit Sojasprossen, Salat, Reis oder knusprigem Brot.

GARNELEN, KICHERERBSEN, E

KICHERERBSEN MIT SCHAUM

Zeit 40 Min

Zutaten

Portionen für 4 Personen

50 g Granatapfelkerne

50 g gekochte Kichererbsen aus der Dose

16 g Garnelen

2 Köpfe langer roter Radicchio

Zucker, weißer Essig, Lorbeerblatt

extra natives Olivenöl, Salz und Pfeffer

Vorbereitung

Für das Rezept mit Garnelen, Radicchio und Kichererbsen mit Schaum die Kichererbsen dazugeben und mit 1 Lorbeerblatt 10 Minuten lang zerstampfen.

Schalten Sie das Gerät aus und lassen Sie die Kichererbsen im Wasser abkühlen. Die Radicchioköpfe in jeweils 6 Segmente schneiden und in einer Pfanne mit etwas Öl, Salz und Pfeffer anbraten. Die Garnelen der Länge nach halbieren, ohne sie zu schälen. In einer Pfanne mit etwas Öl und einer Prise Salz braten, zuerst 2 Minuten auf der Fleischseite und dann 1/2 Minute auf die Schale legen. Nehmen Sie sie aus der Pfanne und rösten Sie die Granatapfelkerne in derselben Pfanne 1 Minute lang mit einer Prise Zucker und einer Prise Salz. Fügen Sie dann 3 Esslöffel weißen Essig hinzu. Die Kichererbsen abtropfen lassen, dabei das Kochwasser auffangen. Die Kichererbsen mit etwas Öl würzen und bei Bedarf salzen. 180 g des Kichererbsenkochwassers abwiegen und mit einem Schneebesen wie Eiweiß aufschlagen, bis ein fester Schaum entsteht. Die Garnelen mit Radicchio und Kichererbsen servieren,

LEBER, ZWIEBELN, UND ÄPFEL

Zeit 40 Min

Zutaten

Portionen für 4 Personen

450 g 4 Scheiben Kalbsleber

3 weiße Zwiebeln

2 grüne goldene Äpfel

Lorbeermehl

trockener Weißwein

Natives Olivenöl extra

Butter, Salz, Pfeffer

Vorbereitung

Für das Rezept Leber, Zwiebeln und Äpfel die Leber in Streifen schneiden. Die Zwiebeln fein schneiden. Die Äpfel waschen und, ohne sie zu schälen, in Stücke schneiden. Etwas Öl in einer Pfanne erhitzen, Äpfel und Zwiebeln hinzufügen, mit Salz, Pfeffer und 2 Lorbeerblättern würzen und etwa 15 Minuten kochen lassen; Dann mit dem Weißwein vermischen und weiterrühren, bis die Zwiebel glasig und sehr zart ist. Nehmen Sie die Pfanne frei und schmelzen Sie ein Stück Butter auf demselben Boden. Die mit etwas Mehl, Salz und Pfeffer bestäubte Leber dazugeben; Fügen Sie einen Schuss Weißwein hinzu und kochen Sie es einige Minuten lang an. Sofort mit einer Beilage aus Äpfeln und Zwiebeln servieren.

AROMATISCHE MUSCHELN MIT FRITES UND ZWEI MAYONNAISE

Zeit 40 Minuten

Zutaten

4 Leute

2 kg Muscheln

1,5 kg Kartoffeln

300 g Mayonnaise

150 g rote Chilischote

2 Sellerieherzen

1 Zwiebel, Knoblauch, Thymian

Senf, Petersilie, Pfeffer

trockener Weißwein

Natives Olivenöl extra

Vorbereitung

Für das Rezept aromatische Muscheln mit Pommes Frites und zwei Mayonnaise schälen Sie die Kartoffeln und schneiden Sie sie in Stifte. In einer Schüssel unter Wasser abspülen, bis das Wasser klar ist. Trocknen Sie sie gut mit Küchenpapier ab und braten Sie sie in reichlich Erdnussöl bei 160 °C etwa 8/10 Minuten lang an: Bei diesem ersten Garvorgang werden die Kartoffeln weich und garen innen gut. Auf Küchenpapier abtropfen lassen und das Öl heiß halten. Muscheln putzen und abspülen. Zwiebel, Sellerie und Paprika schälen und hacken. Bereiten Sie einen Bund Thymian und Petersilie vor und binden Sie ihn mit Küchengarn zusammen. Einen Spritzer natives Olivenöl extra in einem Topf erhitzen, das gehackte Gemüse dazugeben und 2 Minuten anschwitzen lassen.

Die Muscheln und das Bouquet garni
dazugeben, vermischen, pfeffern und mit 1/2
Glas Wein ablöschen. Mit einem Deckel
abdecken und etwa 2 Minuten garen, bis sich
die Muscheln geöffnet haben. Braten Sie die
Chips noch einmal bei 190 °C, damit sie
braun werden und außen eine knusprige
Kruste bilden. Die Hälfte der Mayonnaise
mit 1 Teelöffel Senf vermischen. Die restliche
Mayonnaise mit 1/2 gepresster
Knoblauchzehe und 1 Esslöffel gehackter
Petersilie vermischen. Servieren Sie die
Muscheln mit den Pommes Frites und den
beiden Mayonnaisen.

KABELJAU NACH MEDITERRANER ART IN AGUACHILE

Zeit 20 Min

Zutaten

4 Leute

600 g Kabeljaufilet ohne Haut

15 g entsalzte Kapern

10 Gramm frischer Koriander

5 g frische Petersilie

1 grüne Serrano-Chilischote

1 Limette, 1 Zitrone

Natives Olivenöl extra

Salz und Pfeffer

Vorbereitung

Für das Rezept für mediterranen Kabeljau in Aguanile bereiten Sie die Agua-Chili-Sauce zu: Mischen Sie die Koriander- und Petersilienblätter (einige davon lassen Sie ganz, bis sie fertig sind) mit dem Limettensaft und einer halben Zitrone, einer Prise Salz, 2 Esslöffeln Öl und grünem Chili Pfeffer. Fetten Sie eine beschichtete Pfanne mit etwas Öl ein, lassen Sie den Kabeljau bei starker Hitze auf jeder Seite 23 Minuten lang abtropfen, salzen Sie ihn dann leicht, schließen Sie den Deckel und lassen Sie ihn bei schwacher Hitze weitere 56 Minuten lang weiterbraten. Den Kabeljau auf Teller verteilen, mit 1 Esslöffel Kapern, der Aguachile-Sauce und nach Geschmack Zitronen- oder Limettenspalten belegen. Mit Petersilie oder Korianderblättern belegen. Die Zutat: Serrano-Chili ist eine ganze grüne Chilischote, die ursprünglich aus Mexiko stammt. Wenn es nicht zu scharf ist, kann es durch andere ähnliche Sorten ersetzt werden.

SCHWEINEFILET MIT LÜTTERSIRUP, FRIGGITELLI UND SPILLION ZWIEBELN

Zeit 35 Min

Zutaten

4 Leute

500 g geschälte Borettan-Zwiebeln

600 g 1 Stück Schweinefilet

400 g Friggitelli-Paprika

Thymian, Lorbeerblatt

Natives Olivenöl extra

Salz und Pfeffer

Vorbereitung

Für das Rezept für Schweinefilet mit Lütticher Sirup, Friggitelli und Frühlingszwiebeln das Filet salzen und pfeffern, mit gehacktem Thymian bestreuen

und in einer Pfanne mit etwas Öl von allen Seiten etwa 6–7 Minuten anbraten. Fügen Sie die Frühlingszwiebeln, ein paar Lorbeerblätter, 2 Esslöffel Lütticher Sirup, Salz und Pfeffer hinzu und kochen Sie das Filet unter mehrmaligem Wenden etwa 20 Minuten lang, bis es in der Mitte eine Temperatur von 58 °C erreicht. Während des Kochens geben die Zwiebeln etwas Wasser ab, das dazu dient, den Sirup und den Fleischsaft zu verdünnen und eine Soße zu erzeugen. Überprüfen Sie die Verdunstung während des Kochens und fügen Sie bei Bedarf einen Tropfen Wasser hinzu. Separat die Friggitelli in einer anderen Pfanne mit etwas Öl 8/10 Minuten anbraten. Den Braten mit Soße und Zwiebeln servieren; Abgerundet mit Friggitelli, der mediterranen Note in einem eher kontinentalen Gericht.

WOLFSBARSCH MIT INDISCHEN GEWÜRZEN (TAKA TAK)

Zeit 30 Minuten + 1 Stunde Pause

Zutaten

4 Leute

4 Wolfsbarschfilets

Für die Marinade

Joghurt, Kurkuma

Ajowan-Samen

rotes Chilipulver

frischer Ingwer, Honig

Limettensaft

Natives Olivenöl extra

Salz, schwarzer Pfeffer

für die Soße

Butter, Salz

Ajowan-Samen

Limettensaft, Safran

Vorbereitung

Für die Marinade 1 Teelöffel Karambolsamen, ½ Teelöffel schwarzer Pfeffer und ½ Teelöffel Chilischote in einer Pfanne ca. 3 Minuten rösten, bis der Duft wahrnehmbar ist. Die Gewürze in einem Mörser pulverisieren, dann 1 Teelöffel gehackten Ingwer hinzufügen und weiter zerstoßen; Zum Schluss 2 Esslöffel Joghurt, 1 Teelöffel Honig, eine Prise Salz, 1 Teelöffel Limettensaft, 1 Teelöffel Kurkuma und 3 Esslöffel Öl hinzufügen und gut vermischen. Die Mischung über die Fischfilets gießen und 1 Stunde in den Kühlschrank stellen.

Eine flache Pfanne einölen und den Fisch etwa 2 Minuten pro Seite grillen. Für die Soße 2 Esslöffel Butter erhitzen, 1/2 Esslöffel Karamellkörner, 1/2 Esslöffel Limettensaft und 1 Esslöffel Wasser hinzufügen; 1 Minute einkochen lassen, Salz hinzufügen, dann 23 Safranfäden hinzufügen, die zuvor in warmem Wasser rehydriert wurden, und noch ein paar Minuten einkochen lassen. Den Fisch auf Tellern anrichten, mit der Sauce beträufeln und mit Blumen, aromatischen Kräutern und reichlich Kurkumapulver abschmecken.

BRASSE UND KARAMELLISIERTE ENDIVIE

Zeit 1h

Zutaten

Portionen für 4 Personen

2 Doraden à 800 g.

4 Köpfe belgischer Endivie

Honig, Zitrone, Knoblauch

Salbei, Rosmarin

Thymian, Lorbeerblatt

Trockener Marsala, Butter

Natives Olivenöl extra

Salz und Pfeffer

Vorbereitung

Für das Rezept mit Seebrasse und karamellisierten Endivien die Seebrasse säubern: entschuppen, die Flossen abschneiden und entkernen; Erhalten Sie 4 Filets, indem Sie den ventralen Teil abschneiden, der weicher und voller Gräten ist. Behalten Sie die Ausschnitte für Kopf, Mittelknochen und Bauch bei. Alle Fischreste in einer Pfanne mit einer dünnen Schicht Öl, einem Zweig Rosmarin, etwas Thymian und 1 Lorbeerblatt anbraten; Nach 10/15 Minuten 1/2 Glas trockenen Marsala hinzufügen und weitere 30 Minuten kochen lassen, dabei gelegentlich umrühren; Zum Schluss filtern und die Sauce auf dem Herd mit einem kleinen Stück Butter 5 Minuten lang andicken.

In einer Pfanne einen Spritzer Öl mit einem Rosmarinzweig, 2 Salbeiblättern und 1 Knoblauchzehe bei mittlerer Hitze erhitzen; Die Doradenfilets mit der Hautseite nach unten dazugeben, mit dem Deckel abdecken und etwa zehn Minuten garen. Die 4 Endivienköpfe halbieren und 10 Minuten dünsten. In der Zwischenzeit 3 EL Honig mit 3 EL Öl und 2 Zitronenschalen, Salz und Pfeffer sowie nach Geschmack ein paar Kerbelblätter verrühren. Den Endivien auf ein Backblech legen, mit der Honigemulsion bestreichen und bei 200 °C 45 Minuten backen. Die Doradenfilets mit der Soße servieren und mit der Eskariole servieren.

MARENGO-HUHN

Zeit 45 Min

Zutaten

Portionen für 6 Personen

1,2 kg 1 Huhn

500 Gramm Tomaten

150 g sauber

Champignons

6 Eier,

6 Garnelenschwänze

Mehl, Knoblauch, Zitrone

Selbstgemachtes Brot

Butter, Salz

gehackte Petersilie, trockener Weißwein

Natives Olivenöl extra

Vorbereitung

**Für das Hühnchen-Marengo-Rezept
schneiden Sie das Hühnchen in 6 Stücke und
trennen dabei die Brust und die Schenkel.
Bemehlen Sie sie und bräunen Sie sie in einer
großen Pfanne mit etwas Öl, einem Stück
Butter und 1 in der Schale zerdrückten
Knoblauchzehe an. Die Stücke 5/6 Minuten
lang von allen Seiten wenden. Das Hähnchen
mit 1 Glas Wein ablöschen und dann die
gehackten Tomaten hinzufügen. Salz
hinzufügen und 5 Minuten kochen lassen.
Entfernen Sie die Brüste und fügen Sie die in
Scheiben geschnittenen Champignons hinzu.
Weitere 10 Minuten kochen lassen, dann die
Brüste erneut hinzufügen, den Saft einer
halben Zitrone und 2 Esslöffel Petersilie
hinzufügen und nach 12 Minuten fertig
garen. 6 Scheiben Brot toasten. Die
Spiegeleier 5 Minuten braten. Braten Sie die
geschälten Garnelenschwänze und geben Sie
sie dann in die Soße mit dem Hähnchen.
Servieren Sie das Hähnchen in seiner Soße
mit dem Ei auf dem Brot.**

GEBACKENE MEERBARBE MIT JOGHURT-FUMETTO

Zeit 45 Min

Zutaten

2 Leute

700 g 6 Rotbarben

100 g Naturjoghurt

10 Datterini-Tomaten

2 Knoblauchzehen

1 Schalotte, 1 Zwiebel

1 Fenchel, Zitrone

Natives Olivenöl extra

Chiasamen

trockener Weißwein

Salz und Pfeffer

Vorbereitung

Für das Rezept für gebackene Meeräsche mit Joghurt-Fumet putzen Sie die Meeräsche, öffnen sie wie ein Buch und halten sie am Schwanz zusammen. Bewahren Sie alle Reste auf. Einen Schuss Öl in einem Topf erhitzen, die Rotbarbenreste, die Tomaten, den Knoblauch, die Schalotte und die geschälte Zwiebel, die Fenchelstängel und den Barbine dazugeben. 100 g Weißwein und 1/2 Liter Wasser hinzufügen; Lassen Sie es bei schwacher Hitze etwa zwanzig Minuten lang köcheln, filtern und reduzieren Sie dann die resultierende Brühe, immer bei schwacher Hitze, 1015 Minuten lang, damit sich die Aromen konzentrieren. In der Zwischenzeit die Rotbarben auf ein mit Backpapier ausgelegtes Backblech legen, mit einem Schuss Öl, Salz, Pfeffer und abgeriebener Zitronenschale würzen und bei 200°C etwa 10 Minuten backen. Den Fumet mit dem Joghurt vermischen, um eine Soße zu erhalten. Den Fenchel sehr dünn schneiden und mit Öl, Salz und Zitrone würzen.

SÜSS-SAURES KANINCHEN

Zeit 1h

Zutaten

4 Leute

1,5 kg 1 Kaninchen

300 g Auberginen, 60 g Honig

2 Stangen Sellerie

1 Zwiebel, grüne Oliven

gesalzene Kapern, Petersilie

weiße Mandeln

Natives Olivenöl extra

Salz, Pfeffer, Essig

Vorbereitung

Für das süß-saure Kaninchenrezept putzen Sie das Kaninchen, entfernen seine Eingeweide und schneiden es auf

in Stücken. In einem großen Rondo mit 4
Esslöffeln Öl anbraten, von allen Seiten etwa
10 Minuten braten, dabei Salz und Pfeffer
hinzufügen. Etwa 20 Oliven entsteinen.
Selleriestangen putzen und in kleine Stücke
schneiden; Die Zwiebel schälen und in
Scheiben schneiden. 1 Esslöffel Kapern vom
Salz abspülen. Oliven, Sellerie, Zwiebeln und
Kapern vermischen und mit Salz und Pfeffer
würzen. Das Kochkaninchen mit 130 g Essig
ablöschen und den Honig hinzufügen. 2
Minuten kochen lassen, dann das gemischte
Gemüse hinzufügen. Abdecken, Hitze
reduzieren und etwa 10 Minuten kochen
lassen. Die Aubergine schälen und in kleine
Stücke schneiden. In einer Pfanne mit 4/5
Esslöffeln Öl etwa 10 Minuten braten, bis es
braun wird. Zum Schluss die Auberginen
zum Kaninchen geben und weitere 10
Minuten garen, dabei die Fleischstücke ab
und zu wenden. Ausschalten und abkühlen
lassen. Servieren Sie das Kaninchen mit dem
Gemüse, komplett mit gehackter Petersilie
und gehackten Mandeln.

MUSCHELSUPPE

Zeit 1h + 12h Ruhe

Zutaten

4 Leute

800 g Muscheln

400 g selbstgebackenes Brot

300 g Muscheln

300 g Meerestrüffel

200 g gelbe Kirschtomaten

200 g rote Kirschtomaten

1 Knoblauchzehe

Petersilie

Zitrone, Weißwein

Natives Olivenöl extra

Salz fein und grob

Vorbereitung

Für das Muschelsuppe-Rezept die Muscheln und Meerestrüffel in separaten Schüsseln einweichen. Lassen Sie sie 12 Stunden lang abtropfen und wechseln Sie dabei häufig das Wasser. Bürsten Sie die Meerestrüffel ab, an deren Außenseite sich oft Sand ansammelt. Spülen Sie die Muscheln unter Wasser ab, entfernen Sie dann den Faden und ziehen Sie ihn, um ihn vollständig zu entfernen, in Richtung der abgerundeten Basis der Muschel. Dann in einer Schüssel mit 2 Handvoll grobem Salz auffangen und aneinander reiben, um die Schalen gut zu reinigen, abschließend unter Wasser abspülen. Die roten Kirschtomaten halbieren und mit etwas Öl, 1 Knoblauchzehe und 2 Stielen Petersilie in die Pfanne geben.

Nach 2 Minuten die Muscheln hinzufügen, abdecken und 2 Minuten lang geöffnet lassen. Die gelben Tomaten halbieren und mit etwas Öl in einen Topf geben. Die Trüffel hinzufügen, einen Tropfen Wein hinzufügen, abdecken und 23 Minuten lang geöffnet lassen. Die Muscheln in einem Topf mit Deckel 12 Minuten öffnen. Filtern Sie das Wasser aus den Muscheln und Trüffeln und bewahren Sie es für die Suppe auf. Alle anderen Schalen und gelben Tomaten in der Pfanne mit den Muscheln vermengen. Mit 1 Kelle gefiltertem Wasser auffüllen und alles vermischen. Verteilen Sie sie auf gerösteten Brotscheiben und runden Sie die Suppe mit Petersilienblättern und geriebener Zitronenschale ab.

WOLFSBARSCH IN SALZKRUSTE MIT ORANGENSALAT

Zeit 35 Min

Zutaten

4 Leute

400 g 4 Scheiben Wolfsbarschfilet

400 g ganzes Meersalz

80 g Eiweiß

2 Frühlingszwiebeln

2 mittelgroße Fenchelherzen

1 Orange

entkernte schwarze Oliven

Natives Olivenöl extra

Salz und Pfeffer

Vorbereitung

Für das Rezept für Wolfsbarsch in der Salzkruste mit Orangensalat das Eiweiß steif schlagen und mit dem braunen Salz verrühren. Eine Pfanne mit Alufolie auslegen, das gesalzene Baiser hineingeben und auf den Herd stellen. Wenn das Baiser heiß ist, legen Sie die Wolfsbarschscheiben mit der Haut nach unten darauf. Mit einem weiteren Blatt Alufolie abdecken und den Fisch etwa 15 Minuten lang sanft garen. Die Orange schälen (alle Schalen entfernen); Entfernen Sie die Segmente und schneiden Sie sie in kleine Stücke. Mischen Sie sie mit den geschnittenen Frühlingszwiebeln, dünn geschnittenem Fenchel und entkernten Oliven. Mit Öl, Salz und Pfeffer würzen. Den Salat auf Teller verteilen, die Wolfsbarschfilets anrichten, mit einem Schuss Öl abschließen und servieren.

KARTOFFELOMELETTEN

Zeit 20 Min

Zutaten

Portionen für 4 Personen

500 g gelbfleischige Kartoffeln

2 Eiweiß

Natives Olivenöl extra, Salz

Vorbereitung

Für das Kartoffelomelett-Rezept schälen und reiben Sie die Kartoffeln mit einer Reibe mit großen Löchern; Drücken Sie sie aus und trocknen Sie sie mit einem Tuch. Die Kartoffeln mit dem leicht geschlagenen Eiweiß und einer Prise Salz vermischen. Eine beschichtete Pfanne mit einer dünnen Schicht Öl erhitzen, die Eiweiß-Kartoffel-Mischung hineingeben und leicht verrühren. Sobald es anfängt zu bräunen, wickeln Sie es ein, sodass es die Form eines Omeletts erhält.

LÖFFEL KÜRBIS

Zeit 1h

Zutaten

4 Portionen

1 Butternusskürbis

50 g geschälte Kürbiskerne

1 Stück Schalotte

Gemüsebrühe, Pfeffer, Salz

Natives Olivenöl extra

Zucker

Vorbereitung

Für das Löffelkürbis-Rezept wählen Sie einen langen Kürbis und schneiden ihn in drei Teile, wobei Sie den runden Teil an der Basis, den langen in der Mitte und die Kappe erhalten. Den abgerundeten Teil mit einem Löffel herauslöffeln. Innen mit etwas Öl, Salz und Pfeffer würzen. Zusammen mit der Schale auf einen Teller legen (wer möchte,

kann man ihn auch als Deckel verwenden)
und bei 200°C 40 Minuten backen. Den
länglichen Teil schälen und das Fruchtfleisch
in Würfel schneiden. Die Schalotte in
Scheiben schneiden und in einer Pfanne mit
etwas Öl anbraten; Fügen Sie den in Würfel
geschnittenen Kürbis hinzu, fügen Sie 2
Schöpflöffel Brühe hinzu und kochen Sie bei
schwacher Hitze etwa 20 Minuten lang,
wobei Sie beim Trocknen noch mehr Brühe
hinzufügen. 2 Esslöffel Zucker in einer
Pfanne mit 2 Esslöffeln Wasser und einer
Prise Salz kochen. Sobald sich der Zucker
aufgelöst hat, die Kürbiskerne dazugeben
und verrühren, bis der Zucker an den
Kernen haften bleibt und ein
«Belohnungseffekt» entsteht. Schalten Sie es
aus und lassen Sie es abkühlen. Nehmen Sie
den Kürbis aus dem Ofen, füllen Sie ihn mit
den in der Pfanne gegarten Würfeln und
garnieren Sie ihn mit den knusprigen
Kernen.

ANGEBRATENER THUNFISCH MIT GEBRAUNTEN UND GEBRÄTENEN ZWIEBELN

Zeit 35 Min

Zutaten

Portionen für 4 Personen

900 g frisches Thunfischfilet

500 Gramm Zwiebeln

Natives Olivenöl extra

Salz

Pfeffer

Vorbereitung

Für das Rezept für gebratenen Thunfisch mit gebräunten und gebratenen Zwiebeln tauchen Sie den Thunfisch einige Minuten lang in einen Topf mit kochendem Salzwasser. Abgießen und abkühlen lassen. Die Zwiebeln in sehr dünne Scheiben schneiden. 300 g in etwas Öl anbraten, mit einem Tropfen Wasser beträufeln, salzen und etwa 20 Minuten schmoren lassen. Anschließend mit dem Stabmixer pürieren, bis eine Soße entsteht. Die restlichen Zwiebeln in kochendem Öl anbraten und auf Küchenpapier abtropfen lassen. Den Thunfisch in Scheiben schneiden und mit den gebratenen und pürierten Zwiebeln sowie Salz und Pfeffer servieren.

SCHWEINELENDE MIT PECORINO-SAUCE

Zeit 35 Min

Zutaten

Portionen für 4 Personen

400g geschnittene Schweinelende

200 g Milch

150 g Pecorino

2 g Maisstärke

Knoblauch

Petersilie, Fenchel

Frisches Oregano

Salbei, Salz

Natives Olivenöl extra

Vorbereitung

Für das Rezept Schweinelende mit Pecorino-Sauce die Schweinelendenscheiben putzen und mit Salz bestreuen. Bereiten Sie fein gehackte Petersilie, Fenchel und Oregano vor. Das Fleisch in einer mit Öl bedeckten Pfanne von beiden Seiten mit 1 ungeschälten Knoblauchzehe und einigen Salbeiblättern anbraten. Zum Schluss mit den gehackten aromatischen Kräutern würzen. Die Speisestärke in 2 EL kaltem Wasser auflösen. Die Milch zum Kochen bringen, die gelöste Speisestärke darin auflösen und rühren, bis sie anfängt einzudicken. Vom Herd nehmen und den geriebenen Pecorino hinzufügen. Die Pecorinosauce auf den Tellern verteilen, die Koteletts anrichten und nach Belieben mit weiteren aromatischen Kräutern garnieren.

CHICKEN BITES MIT TOMATENZWIEBEL-SAMT

Zeit 45 Min

Zutaten

Portionen für 4 Personen

1 Huhn

150 g Tomatenpüree

1 Zwiebel

1 Knoblauchzehe

trockener Weißwein

Natives Olivenöl extra

Rosmarin

Salz und Pfeffer

Vorbereitung

Für das Rezept für Chicken Nuggets mit Tomaten-Zwiebel-Creme das Hähnchen in Stücke teilen und entbeinen. Das Fruchtfleisch in kleine Stücke schneiden. Das Fleisch in einer Pfanne mit etwas Öl, der zerdrückten Knoblauchzehe und einem Rosmarinzweig anbraten. Mit einem Schuss Weißwein ablöschen, Tomatenpüree, Salz und Pfeffer hinzufügen und weitere 15 Minuten kochen lassen. Nehmen Sie das Fleisch heraus und legen Sie es beiseite. Den Knoblauch und den Rosmarin entfernen und die Kochflüssigkeit verrühren, bis eine samtige Soße entsteht. Die Zwiebel putzen und schälen, dabei die Schalen trennen. In einer Pfanne mit etwas Öl, Salz und Rosmarin 5 Minuten anbraten. Das Hähnchen mit der Soße und den Zwiebeln servieren.

SÜSS-SAURE FORELLE

Zeit 25 Min

Zutaten

Portionen für 24 Personen

2 Lachsforellenfilets

300 g grüne Bohnen

1 rosa Grapefruit

bereits entkernte grüne Oliven

1 rote Zwiebel

Essig

Weißwein

Natives Olivenöl extra

Salz, Pfefferkörner

Vorbereitung

Für das süß-saure Forellenrezept die grünen Bohnen putzen, 67 Minuten in kochendem Salzwasser kochen und abgießen. Die Zwiebel in Scheiben schneiden und nach dem Kochen mit 50 g Essig, 50 g Wein und etwas Pfeffer 3 Minuten anbraten. Teilen Sie die Grapefruit in Segmente und entfernen Sie bei Bedarf die Schale. Die Zwiebel abgießen und die Kochflüssigkeit auffangen. Forellenfilets mit grünen Bohnen, Zwiebeln, Oliven und Grapefruit auf Tellern anrichten. Mit dem Öl und der Zwiebelflüssigkeit würzen.

FRISCHER LIGURISCHER FISCH BURRIDA

Zeit 1h 35min

Zutaten

Für 8 Personen

850 g 1 Knurrhahn

700 g Croaker

680 g 8 Scheiben Seeteufel

600 g Tomaten, 300 g Calamari

250 g Baby-Oktopus

150 Gramm Zwiebel

16 kleine rote Garnelen

8 Scampi, 8 Tintenfische

Natives Olivenöl extra

trockener Weißwein

getrockneter Oregano

Salz und Pfeffer

Vorbereitung

Für das ligurische Rezept für Frischfisch-Burrida säubern und filetieren Sie Knurrhahn und Knurrhahn, schälen Sie die Filets und schneiden Sie sie in Stücke. Den Seeteufel in Scheiben schneiden. Oktopus, Tintenfisch und Tintenfisch säubern. Die Tomaten in kochendem Wasser blanchieren, Haut und Kerne entfernen und die Filets in Würfel schneiden. Die Zwiebel in Scheiben schneiden. Stellen Sie den Auflauf zusammen: Verteilen Sie die Hälfte der Zwiebeln und Tomaten auf dem mit etwas Öl eingefetteten Boden. Die Fischsteaks hinzufügen, dann die Krusten- und Weichtiere; Bedecken Sie den Fisch mit der restlichen Zwiebel und Tomate. 2 Gläser Wein angießen, mit Öl, getrocknetem Oregano, Salz und Pfeffer würzen und etwa 1 Stunde und 30 Minuten kochen lassen.

PIZZA-STEAKS

Zeit 25 Min

Zutaten

Portionen für 4 Personen

200 g Tomatenpüree

400 g Rumpsteakscheiben

je 100 g Rindfleisch.

Natives Olivenöl extra

getrockneter Oregano

1 Knoblauchzehe

Salz

Pfeffer

Vorbereitung

Für das Pizzaiola-Steak-Rezept die Rumpsteakscheiben leicht schlagen, bis sie 4–5 mm dick sind. In einer Pfanne, ohne zu braten, 2 Esslöffel Öl mit dem geschnittenen Knoblauch vorsichtig erhitzen. Das Tomatenpüree dazugeben, etwa zehn Minuten kochen lassen und mit Salz, Pfeffer und etwas getrocknetem Oregano würzen. Die Fleischscheiben zur Soße geben und 3 Minuten garen; Wenden und je nach Dicke weitere 4/5 Minuten garen. Mit der Soße und Oregano servieren.

HÜHNER PFIRSICH UND GRÜNE BOHNEN SALAT

Zeit 1h 20min

Zutaten

6 Leute

900 g 3 Hähnchenschenkel mit Oberschenkeln

200 g Eisbergsalat

150 g Gurken

100 g grüne Bohnen

50 g Thunfisch in Öl

3 Pfirsiche, 1 Zwiebel

1 Karotte, 1 Selleriestange

trockener Weißwein

Lorbeerblatt, Petersilie

Essig, Frühlingszwiebel

Natives Olivenöl extra

grobes Salz und Pfefferkörner

Vorbereitung

Für das Rezept für Hähnchen-, Pfirsich- und grüne Bohnensalat bereiten Sie eine aromatische Brühe aus der Zwiebel, der Selleriestange, der Karotte, 1 Glas Weißwein, ein paar Pfefferkörnern, 1 Lorbeerblatt, 2 Zweigen Petersilie und einer Handvoll grober Petersilie zu Salz; Sobald es kocht, das Huhn dazugeben und 35 Minuten kochen lassen. Schalten Sie den Herd aus und lassen Sie das Huhn in der Kochbrühe abkühlen. Die gestreifte Gurke schälen, die Kerne entfernen, in dünne Scheiben schneiden und unter gelegentlichem Rühren 30 Minuten in 4 EL Essig marinieren, dann gut ausdrücken. Die grünen Bohnen schälen und in kochendem Wasser etwa 8 Minuten kochen.

E abgießen, unter fließendem Wasser abkühlen lassen und nach Belieben der Länge nach halbieren. Den Eisbergsalat in Streifen schneiden und gut waschen. 10 g des weißen Teils der Frühlingszwiebel fein schneiden. Entfernen Sie die Knochen und die Haut vom Huhn und zerteilen Sie das Fleisch. Den gut abgetropften Thunfisch, die Frühlingszwiebel, die marinierte Gurke, die in Stücke geschnittenen Pfirsiche mit Schale, 4 Esslöffel Öl und eine gute Prise Salz dazugeben und gut vermischen. Die Eisbergsalatstreifen auf den Tellern anrichten, mit dem gewürzten Hähnchen belegen und servieren.

GEFÜLLTE ARTISCHOCKEN NAPOLITANISCHER ART

Zeit 40 Min

Zutaten

Portionen für 46 Personen

250 g Tafelspitz

60 g geriebener Parmesan

50 g Tomatensauce

30 g Zwiebel, 30 g Semmelbrösel

10 Artischocken, 1 Ei

Petersilie, Zitrone

trockener Weißwein

Natives Olivenöl extra

Salz und Pfeffer

Vorbereitung

Für das Rezept für gefüllte Artischocken nach neapolitanischer Art schälen Sie die

Artischocken und entfernen Sie den Stiel und die äußeren Blätter. Entfernen Sie den inneren Bart mit einem Perforator. Legen Sie sie nach dem Reinigen in eine Schüssel mit Wasser und dem Saft einer halben Zitrone. Kochen Sie sie 10 Minuten lang in kochendem, mit Zitronensaft angesäuertem Wasser. Die Zwiebel hacken und in einem Topf mit etwas Öl zusammen mit dem gekochten Fleisch einige Minuten anbraten. Die Tomatensauce hinzufügen und weitere 5 Minuten kochen lassen. Ausschalten, abkühlen lassen und dann alles hacken; Mit einem Zweig gehackter Petersilie, dem Parmesan und dem Ei vermischen und mit Salz und Pfeffer würzen. Die ausgeleerten Artischocken mit dieser Füllung füllen und in einer Auflaufform anrichten. Gießen Sie ein halbes Glas Wein auf den Boden und bestreuen Sie die Artischocken mit Semmelbröseln, fetten Sie sie mit einem Schuss Öl ein und backen Sie sie bei 180 °C etwa 15 Minuten lang.

THUNFISCH MIT ZWIEBELN, DAS SARDISCHE REZEPT

Zeit 40 Min

Zutaten

Portionen für 4 Personen

700 g Thunfischsteak

250 g rote Zwiebel

Natives Olivenöl extra

Salz

Vorbereitung

Für das Rezept für sardischen Thunfisch mit Zwiebeln geben Sie den Thunfisch in einen Topf mit Wasser. Salz hinzufügen und zum Kochen bringen, dann 30 Minuten kochen lassen. Die Zwiebel schälen und in Scheiben schneiden. Legen Sie es in eine Schüssel mit heißem Wasser, damit es seine Säure verliert. 10 Minuten ruhen lassen. Den Thunfisch abtropfen lassen und heiß mit der Zwiebel und einem Schuss Öl servieren.

GEGRILLTER LACHS MIT SENF UND HONIGSOSSE

Zubereitungszeit: 15 Minuten

Kochzeit: 15 Minuten

Dosierung für 2 Personen:

Zutaten:

2 Lachsfilets

2 Esslöffel Senf

1 Esslöffel Honig

1 Esslöffel Öl

Natives Olivenöl extra

Salz und Pfeffer nach Geschmack

Vorbereitung:

Den Grill auf mittlere bis hohe Hitze vorheizen. In einer Schüssel Senf, Honig, natives Olivenöl extra, Salz und Pfeffer vermischen. Die Lachsfilets mit der erhaltenen Mischung bestreichen. Grillen Sie den Lachs 57 Minuten pro Seite oder bis er gar ist. Den gegrillten Lachs mit Senfsauce und heißem Honig servieren.

ABSCHLUSS

Vielen Dank, dass Sie sich mit der „Insulin resistenz-Diät 2025" auf den Weg zu mehr Gesundheit gemacht haben. Wir hoffen, dass Ihnen die in diesem Buch vorgestellten Informationen, Ernährungsstrategien und Ernährungspläne die Werkzeuge an die Hand gegeben haben, die Sie zur wirksamen Behandlung der Insulinresistenz benötigen. Unser Ziel war es, Ihnen einen vollständigen Leitfaden auf der Grundlage wissenschaftlicher Erkenntnisse anzubieten, der Ihre Lebensqualität verbessern und Komplikationen im Zusammenhang mit dieser Erkrankung verhindern kann. Eine Einladung, eine Bewertung abzugeben. Ihr Feedback ist uns äußerst wichtig. Wenn Sie dieses Buch nützlich fanden, laden wir Sie herzlich ein, eine Rezension zu hinterlassen.

Ihre Meinung hilft uns nicht nur, uns zu verbessern, sondern liefert auch wertvolle Informationen für andere Leser, die von diesem Wissen profitieren könnten. Eine ehrliche, detaillierte Bewertung kann einen Unterschied machen und anderen Menschen helfen, die Unterstützung zu finden, die sie zur Behandlung der Insulinresistenz benötigen. Nochmals vielen Dank für Ihre Zeit und Mühe beim Lesen von „Insulin resistenz-Diät 2025". Wir wünschen Ihnen viel Erfolg auf Ihrem Weg zu Gesundheit und Wohlbefinden. Mit bestem Dank,

[KLARLOCK]